D1730641

Eis-Abitur
Low Carb

Eis für Diabetiker

Autor

Frank Goebel

Color-Edition Hardcover

Eis-Abitur Low Carb

Eis für Diabetiker

Autor

Frank Goebel

Grundlagen
Zutaten
Physik
Bilanzierung
Maschinenkunde
Tipps & Tricks
Spickzettel
168 bilanzierte -18°C-taugliche Rezepte
Milch-Sahne-Eis
Joghurt-Eis
Sorbets
Herstellung eigener Fertigpulver
Online-Klassengemeinschaft

Inhaltsverzeichnis

Inhaltsverzeichnis 3

Willkommen 11

Low Carb 13

Zuckerersatzstoffe 15

Xylit 16

Erythrit 22

Inulin 25

Magermilchpulver 28

Joghurtpulver 30

Bindemittel 31

Glycerin 36

Input = Output 40

Blanchieren 43

Die Tiefkühlung 45

Die Eismaschine 46

Der Mpemba-Effekt 49

Hygiene 52

    Haltbarkeit 53

    Gefrierbehälter 53

Kalte Zubereitung 55

Warme Zubereitung 58

Eiweiß und Öl 64

Verhältnisse 65

Eisbilanz 66

Einkaufszettel 67

   Zitronen-Mascarpone-Eis 68

   Schokoladen-Eis „Eis-Abitur" 71

Rezepte, Rezepte... 76

   Erdbeer-Eis 76

   Erdbeer-Mascarpone-Eis 77

   Erdbeer-Quark-Eis 78

   Erdbeer-Südsee-Traum 79

   Erdbeer-Sorbet 80

   Bananen-Eis 84

   Himbeer-Eis 85

   Himbeer-Quark-Eis 86

   Himbeer-Südsee Traum 87

   Himbeer-Sorbet 87

   Johannisbeer-Eis 88

   Johannisbeer-Sorbet 88

   Kirsch-Eis 89

   Kirsch-Quark-Eis 90

   Kirsch-Sorbet 90

   Kirsch-Bananen-Eis 91

   Kiwi-Eis 92

   Kiwi-Quark-Eis 93

   Granatapfel-Sorbet 93

   Ananas-Eis 94

Ananas-Quark-Eis.. 95

Ananas-Mango-Südsee-Traum............................ 96

Ananas-Sorbet 97

Brombeer-Eis... 97

Brombeer-Quark-Eis 98

Brombeer-Sorbet 98

Milch-Eis 99

Mokka-Eis 99

Mokka-Schokoladen-Eis 100

Sauerrahm-Eis..101

Rhabarber-Eis... 102

Rhabarber-Quark-Eis 103

Rhabarber-Sorbet... 103

Cheesecake-Eis 104

Cheesecake-Erdbeer-Rhabarber-Eis 105

Cheesecake-Himbeer-Eis................................... 106

Cheesecake-Pfirsich-Himbeer-Eis.......................107

Cheesecake-Zitronen-Eis 108

Buttermilch-Eis Fränkische Schweiz................. 109

Erdnuss-Eis 110

Erdnuss-Eis salzig...110

Fior di Latte 111

Feigen-Eis 112

Feigen-Portwein-Eis... 113

Haselnuss-Eis 115

Zimt-Eis 116

Goldene-Milch-Eis 117

Black Rose.. 119

Türkisches Honig-Mohn-Eis 120

Walnuss-Maple-Eis mit Ahornsirup 121

Pinienkern-Eis...122

Pistazien-Eis...123

Macadamia-Eis 124

Mandel-Eis..125

Kürbiskern-Eis 126

Lakritz-Eis 127

Vanille-Eis..127

Schwarzwälder Kirsch-Eis 128

Schokoladen-Erdbeer-Eis 129

Schokoladen-Himbeer-Eis 130

Schokoladen-Sauerkirsch-Eis mit Amaretto 131

Das Omen..132

London Bridge 133

Bacio-Eis 134

Afrikan Dream..135

Amarena-Eis Teil 1......................................136

Amarena-Eis Teil 2 137

Amarena-Eis Teil 3 138

Philadelphia-Ananas-Eis...............................139

Philadelphia-Aprikosen-Eis 140

Philadelphia-Brombeer-Eis 141

Philadelphia-Heidelbeer-Eis..........................142

Philadelphia-Himbeer-Eis.............................143

Philadelphia-Johannisbeer-Eis.......................144

Philadelphia-Pfirsich-Eis...145

Philadelphia-Wassermelone-Eis.......................146

Quitten-Eis...147

Rote-Grütze-Eis 148

Stachelbeer-Eis..149

Zitronen-Eis 150

Zitronen-Sorbet...150

Limetten-Sorbet 151

Zitronen-Quark-Eis 151

Mandarinen-Quark-Eis 152

Mandarinen-Sorbet..152

Kokos-Eis 153

Kokos-Mango-Eis..154

Mango-Eis 155

Mango-Quark-Eis..156

Mango-Südsee-Traum 157

Mango-Sorbet 157

Ananas-Südsee-Traum 158

Stracciatella-Eis 159

Tiramisu-Eis.. 160

Pfirsich-Eis 161

Pfirsich-Quark-Eis...162

Pfirsich-Himbeer-Eis...163

Pfirsich-Sorbet 163

Bananen-Quark-Eis..164

Aprikosen-Quark-Eis 165

Heidelbeer-Eis..166

Heidelbeer-Quark-Eis......................................167

Hasen-Eis...168

Orangen-Eis...169

Orangen-Quark-Eis.....................................170

Pflaumen-Eis...171

Pflaumen-Quark-Eis...................................172

Sanddorn-Eis..173

Sanddorn-Mascarpone-Eis..........................173

Pina-Colada-Eis..174

Kakaofruchtsaft-Sorbet..............................175

After-Eight-Eis...176

Bounty-Eis...177

Mars-Eis..178

Snickers-Eis...178

Toffifee-Eis..179

Twix-Eis...180

Christstollen-Eis...181

Eierlikör-Eis...182

Lebkuchen-Eis..183

Spekulatius-Eis...184

Eis mit Ei...184

Vanille-Eis mit Ei..188

Schokoladen-Eis mit Ei...............................189

Fior di Latte mit Ei.....................................190

Erdbeer-Eis mit Ei......................................191

Himbeer-Eis mit Ei.....................................192

Pfirsich-Eis mit Ei......................................193

Malaga-Eis mit Ei 194

Zitronen-Eis mit Ei 195

Hasen-Eis mit Ei...196

Wiener Melange NL...197

Bilanzieren 198

Das Prinzip 198

Zutaten zufügen 207

Fertigpulver 210

Emil Cool...212

Emil Hot 212

Emil XE 213

Emil Trick 17..213

Joghurt-Eis..217

Amarena-Joghurt-Eis Teil 1 217

Amarena-Joghurt-Eis Teil 2...........................218

Amarena-Joghurt-Eis Teil 3 219

Ananas-Joghurt-Eis.. 220

Aprikosen-Joghurt-Eis....................................221

Bananen-Joghurt-Eis..................................... 222

Brombeer-Joghurt-Eis 223

Erdbeer-Joghurt-Eis 224

Grapefruit-Joghurt-Eis.................................. 225

Haselnuss-Joghurt-Eis 226

Hasen-Joghurt-Eis.. 227

Heidelbeer-Joghurt-Eis.................................. 228

Himbeer-Joghurt-Eis 229

Holunderbeer-Joghurt-Eis............................ 230

Joghurt-Eis 231

Johannisbeer-Joghurt-Eis 232

Kirsch-Joghurt-Eis 233

Kiwi-Joghurt-Eis 234

Limetten-Joghurt-Eis 235

Mandarinen-Joghurt-Eis 236

Mango-Joghurt-Eis 237

Orangen-Joghurt-Eis 238

Passionsfrucht-Joghurt-Eis 239

Pfirsich-Joghurt-Eis 240

Pflaumen-Joghurt-Eis 241

Pistazien-Joghurt-Eis 242

Quitten-Joghurt-Eis 243

Rhabarber-Joghurt-Eis 244

Stachelbeer-Joghurt-Eis 245

Sanddorn-Joghurt-Eis 246

Walnuss-Honig-Joghurt-Eis 247

Zitronen-Joghurt-Eis 248

Zeugnisvergabe 249

Spickzettel 250

Register 264

Willkommen

Wir begrüßen Euch zu unserem Eis-Abitur Low-Carb-Leistungskurs. Ich bin Frank der Klassenkasper vom Eis-Abitur, über mir liegt Emil in seiner Koje und lässt schön grüßen. Emil ist unser Praktikant und er ist der erste Kater der Welt, der sein Eis-Abitur macht. Ein Jahr haben wir in unserer Facebookgruppe Eis-Abitur getüftelt, getestet, probiert und zusammengetragen, was wir von einem Low-Carb-Eis erwarten und welche unserer Erwartungen wir uns erfüllen können. Grundlage war natürlich unser erfolgreiches Eis-Abitur Klassenbuch, mit dem wir uns schon alle unsere Eisträume erfüllen konnten. Endlich leckeres Eis selbst herstellen, ohne teure Fertigpulver, das wir direkt aus der Tiefkühle portionieren können, nur mit natürlichen Zutaten, die es alle auch in Bioqualität gibt. Sogar unsere eigenen Fertigpulver haben wir entwickelt, die wir aus unseren eigenen Zutaten selbst herstellen können. Nie mehr Ziegelsteine aus der Tiefkühle ziehen, unser Eis bleibt portionierbar, sogar bis zu -18°C. Was als kühne Idee mit einer Handvoll Leuten begann, wurde schnell zu einem großartigen Erfolg. Und wenn man einmal dabei ist, bleibt es nicht aus, dass ständig neue Ideen entstehen und neue Ziele gewünscht werden, die es umzusetzen gilt. So entstand die Idee, Low-Carb-Eis herzustellen, das ebenso lecker schmeckt wie unsere bisherigen über 500 Eiskreationen, nur eben ohne Zucker. Dass das eine große Herausforderung bedeutet, war unserem Emil natürlich gleich klar. Statt gemütlich von einem Nickerchen zum anderen zu leben, musste er nun wieder viele Stunden im Eislabor verbringen, Rezepte entwickeln, Zutaten einkaufen und abwiegen, die Eismaschine tanzen lassen und viele andere Dinge mehr. Furchtbar. Kann man sich nicht einfach den Pelz wachsen lassen, wenn einem vom vielen Eis die Hose zwickt? Aber darum ging es natürlich nicht. Schnell war klar, dass viele

Eisträume unerfüllt bleiben, wenn man keinen Zucker darf oder verträgt. Zusehen, während andere lecker Eis schlecken dürfen, das geht natürlich nicht. Schon war die Mission Low-Carb-Eis gestartet. Hier tragen wir zusammen, was unsere Forschungen ergeben haben.

Viel Spaß und Erfolg bei unserem Eis-Abitur Low-Carb-Leistungskurs wünschen,

Emil und Frank

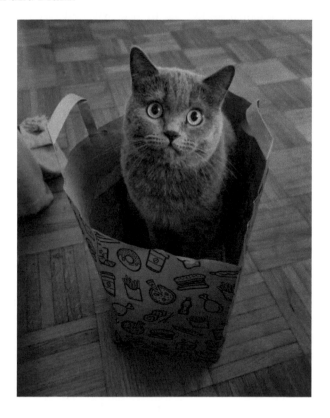

Unser Praktikant Emil ist bereit für den Einkauf.

Low Carb

Was ist das eigentlich und welche Ansprüche stellen wir beim Eis-Abitur an unser Low-Carb-Eis? Das war die erste Frage, die wir klären mussten. Der Begriff Low Carb ist ja durchaus dehnbar und hat viele Facetten. Beim Eis-Abitur liegt unser Hauptaugenmerk immer auf der Portionierbarkeit unserer Eissorten, bis -18°C, direkt aus der heimischen Tiefkühle. Wir wollen keine unbarmherzigen Ziegelsteine aus der Tiefkühle fischen, die nicht eine Kugel Eis freiwillig hergeben. Dieses Klassenziel muss auch unser Low-Carb-Eis erreichen. Alles andere gilt nicht. Weiter legen wir Wert auf die perfekte Konsistenz, die Struktur. Unser Eis soll fein und cremig sein, mit einem zarten Schmelz, lecker im Geschmack und in der Süße steuerbar, denn die Geschmäcker sind verschieden. Eis, egal ob Milch-Sahne-Eis, Sorbets, Joghurteis oder herzhaftes Eis, besteht hauptsächlich aus Wasser. Wasser gefriert bei 0°C, so will es die Physik. Wir wollen unser Eis bei -18°C direkt aus der Tiefkühle portionieren, deshalb müssen wir die Physik überlisten. Mit unserem Eis-Abitur Klassenbuch haben wir dieses Klassenziel erreicht, indem wir unsere Rezepte so zusammengestellt haben, dass diese ein gewisses Verhältnis zwischen Wasser und Trockenmasse haben. Die Konsistenz bauen wir mit Bindemitteln auf und für die Gefrierhemmung sorgen verschiedene Zuckersorten, mit denen wir auch die Süße steuern können. Das sind die Grundkenntnisse, die unser Eis-Abitur Klassenbuch liefert und die wir hier nicht im Detail wiederholen wollen. Wer nun dieses Buch liest, ohne Vorkenntnisse, muss aber keine Angst haben, unser Low-Carb-Leistungskurs ist auch so verständlich und führt zum Erfolg. Versprochen. Wichtig ist, dass wir unseren Rezepten eine Gefrierhemmung zugefügt haben, die es uns erlaubt, unser Eis bei -18°C zu lagern und portionieren zu können. Dazu haben wir verschiedene Zuckersorten genutzt, mit denen wir auch die Süße steuern konnten, denn einige Zuckersorten sind süßer, andere weniger süß und eine Zuckersorte sorgt für mehr Gefrierhemmung und Bindung, die andere für weniger. Ein perfektes System aus Wasser und Trockenmassen, mit dem jeder virtuos spielen und sich jeden noch so wilden Traum von einem Eis selbst erfüllen kann. Ja, und dann kam Low Carb. Futsch war unsere wunderbar flexible Trockenmasse, denn diese war voll von Haushaltszucker, Trockenglukose und Dextrose. Alles vollgestopft mit Kohlenhydraten. Low-Carb-Eis! Kohlenhydrate wollen wir nicht mehr. Kohlenhydrate müssen raus aus der Eismasse. Ratzekahl. Na ja, mindestens so viel wie möglich. Low Carb ist ja immerhin dehnbar, Low Carb heißt nicht Null Carb. Da könnte man doch ein bisschen schummeln und das Schummeln ist beim Eis-Abitur nicht nur erlaubt, es wird sogar gefördert. Selbst abschreiben ist drin und immerhin nutzen wir hemmungslos Spickzettel. So entstand zunächst die Idee, die Position Zucker, also Haushaltszucker, aus unseren Rezepten zu streichen und irgendwie zu ersetzen. Aber das wäre nur halber Kram gewesen. Halben Kram machen wir beim Eis-Abitur nicht, zumal der Haushaltszucker in unseren Rezepten, aufgrund seiner geringen Gefrierhemmung, eh nur relativ schwach vertreten ist. Low Carb beim Eis-Abitur geht also nur ohne Haushaltszucker, Trockenglukose und Dextrose. Wir bauen uns eine neue Trockenmasse auf. Eine interessante Aufgabe, denn es galt auch Gefrierhemmung und Bindung neu zu gestalten.

Auf geht's!

Zuckerersatzstoffe

Wir bilanzieren unser Eis, unsere Rezepte, mittels eines Tools, einer Tabelle, die jeder User dieses Buches kostenlos anfordern kann und dazu erhält jeder online über unsere Facebookgruppe Eis-Abitur jeden Support, den man benötigt, um erfolgreich Eis herzustellen. Das ist der Schlüssel zur Eislust und verhindert den überflüssigen Eisfrust.

Aber warum eigentlich?

Zunächst wollen wir ja die Physik überlisten. Klar ist, dass Wasser bei 0°C gefriert. Nun wollen wir aber unser Eis, direkt aus der Tiefkühle, portionieren können. Dazu muss unser Eis, genauer die Eismasse, zu einem gewissen Teil aus flüssigen Stoffen bestehen und zu einem gewissen Teil aus trockenen Stoffen. So unterscheiden wir in der Eismasse die Bestandteile Wasser und Trockenmasse. Stehen Wasser und Trockenmasse in einem bestimmten Verhältnis zueinander, beeinflussen wir die Physik und das Eis wird in der Tiefkühle nicht mehr zum Ziegelstein. Damit uns das Eis auch schmeckt, achten wir auf die ebenfalls wichtigen Bestandteile unserer Eismasse, nämlich Zucker und Fett.

Damit Wasser, Trockenmasse, Zucker und Fett in einem richtigen Verhältnis stehen, bilanzieren wir unsere Eismasse. Klingt kompliziert, ist es aber gar nicht. Das lernen wir Stück für Stück und fangen gleich mal mit dem ersten Teil der Trockenmasse an, nämlich mit den Zuckerersatzstoffen.

Xylit

Xylit ist ein Zuckeraustauschstoff und gehört, chemisch gesehen, zu den mehrwertigen Alkoholen, den Zuckeralkoholen, ebenso wie Erythrit und Glycerin. Aber keine Bange, Zuckeralkohole sind keine Trinkalkohole, sie machen also nicht betrunken. Dafür dienen sie zum kalorienarmen und zahnschonenden Süßen von Lebensmitteln. Xylit, auch als Birkenzucker bekannt, wurde um 1890 von dem deutschen Chemiker Hermann Emil Fischer (1852-1919) entdeckt. Gemeinsam mit seinem Doktoranden Rudolf Stahel gelang es zu der Zeit erstmals, einen Zuckerersatzstoff aus Buchenholzspänen zu isolieren. Ihre Entdeckung nannten Fischer und Stahel, abgeleitet von dem altgriechischen Wort xylon, deutsch Holz, Xylit. 1891 veröffentlichten sie ihre Entdeckung. 1902 erhielt Fischer, als Anerkennung des außerordentlichen Verdienstes, den er sich durch seine synthetischen Arbeiten auf dem Gebiet der Zucker- und Puringruppen erworben hat, den Chemie Nobel Preis. In Lebensmitteln wird Xylit seit 1960 verwendet. Heute wird Xylit aus landwirtschaftlichen Reststoffen wie Maiskolbentrester, Stroh und Harthölzern gewonnen, also nachhaltig aus nachwachsenden Rohstoffen. Die in den Ausgangsstoffen enthaltene Xylose wird mittels Natronlauge bei 200°C gewonnen. Dieser Herstellungsprozess ist relativ aufwendig, weshalb Xylit auch relativ teuer ist.

Xylit hat eine Süßkraft, die der Süßkraft des normalem Haushaltszucker entspricht und enthält etwa 40% weniger Kalorien. Und schon sind wir beim Thema Low Carb. Als Faustregel gilt: 4g Kilokalorien (kcal) enthalten 1g Kohlenhydrate. Wenn Xylit 40% weniger Kalorien hat als Haushaltszucker, bleiben immerhin noch 60%

Kalorien übrig. Wer das Thema Low Carb sehr genau nimmt, etwa bei der Ketogene Diät, nimmt daher lieber Abstand vom Xylit. Immerhin gibt es den anderen Zuckeralkohol Erythrit, der mit 0 Kalorien angeberisch daherkommt. Und schon beginnt das immer wieder fröhliche Austauschprogramm der Zuckerersatzstoffe, die unsere Rezepte beim Eis-Abitur enthalten. Frage: Kann ich Xylit durch Erythrit ersetzen? Antwort: Ja, können kann man alles! Das hat allerdings Auswirkungen auf die Süße und insbesondere auf die Konsistenz beim Eis. Erythrit ist weniger süß als Xylit, was nicht unbedingt schlecht ist bzw. ausgeglichen werden kann, aber so angeberisch wie Erythrit bei den Kalorien daherkommt, so unvorteilhaft verhält es sich im Eis und insbesondere in der Tiefkühle. Das besprechen wir im Kapitel Erythrit noch genauer. Wer ein Low-Carb-Eis haben möchte, dass nicht nur lecker ist, sondern auch eine feine Konsistenz hat, insbesondere aus der Tiefkühle, kommt an Xylit nicht vorbei. Wer bei der Konsistenz allerdings zum Teil erhebliche Nachteile hinnehmen möchte, kann Xylit durch Erythrit ersetzen.

Hauptaugenmerk beim Low-Carb-Eis-Abitur ist aber nicht die sehr strenge Auslegung von Low Carb, sondern die Herstellung von Speiseeis, das insbesondere für Diabetiker geeignet ist und dennoch eine möglichst perfekte Konsistenz hat. Wichtig für Diabetiker ist, dass die Zuckerersatzstoffe, auch wenn sie Kohlenhydrate enthalten, möglichst keinen Einfluss auf den Blutzuckerspiegel haben. Ja gut, nun werden sich die Kenner melden und sagen: Erythrit hat keinen Einfluss auf den Blutzuckerspiegel! Das stimmt, doch das Xylit ist da nicht viel schlechter, denn Xylit hat kaum Einfluss auf den Blutzuckerspiegel. Um die Auswirkungen verschiedener Lebensmittel auf den Blutzuckerspiegel vergleichen zu können, gibt es den „Glykämischen Index". So hat Dextrose, also Traubenzucker hier einen Wert von

100, Haushaltszucker hat einen Wert von 68, Erythrit einen Wert von 0 und Xylit hat einen Wert von 11. Also gar nicht mal so übel. Man kann daher einen Großteil der Kohlenhydrate des Xylit „abschreiben". Dafür haben wir am Ende ein leckeres Eis mit einer tollen Konsistenz. Und genau das wollen wir erreichen. Der 1493 geborene Philipus Theophrastus Aureolus Bombast von Hohenheim, bekannt als Paracelsus, hätte uns in unser Buch geschrieben: „Alle Dinge sind Gift und nichts ist ohne Gift; allein die Dosis macht, dass ein Ding kein Gift ist."

Ja, genau so verhält es sich auch mit unseren Zuckerersatzstoffen. Während Zucker sich z. B. auf den Blutzuckerspiegel auswirkt, wirken sich Zuckerersatzstoffe, so auch Xylit, auf die Verdauung aus. Xylit kann zu Blähungen und Durchfall führen, wenn man zu viel davon zu sich nimmt. Als Faustregel gilt: Mehr als 0,5g Xylit pro kg Körpergewicht am Tag, bei Kindern weniger, kann zu Verdauungsproblemen führen. Wer also z. B. 60kg wiegt, kann bis zu 30g Xylit am Tag zu sich nehmen. Unsere Rezepte enthalten im Durchschnitt etwa 90g Xylit auf 1.000g Eismasse, also 0,09g Xylit pro 1g Eismasse. Eine Kugel Eis, die etwa 50g wiegt, enthält demnach 4,5g Xylit. Damit sind etwa 6 Kugeln Eis durchaus drin am Tag. Doch so leicht ist es nicht, denn neben Xylit nutzen wir für unsere Trockenmasse auch Erythrit und Inulin. Auch diese Zutaten haben einen Einfluss auf die Verdauung, sie mindern also den möglichen Eiskonsum bei empfindlichen Verdauungssystemen. Aber selbst wenn man nur 3 oder 4 Kugeln lecker Eis verträgt, ist das immerhin noch besser als gar kein Eis genießen zu können. Und weil wir beim Eis-Abitur immer fröhlich bleiben wollen, kommt hier die leckere Nachricht: Die Verdauung gewöhnt sich an die Zuckerersatzstoffe! Man kann also, mit der Zeit, die Genussmenge steigern!

So, damit könnten wir das Thema Xylit eigentlich positiv abschließen, wir haben allerhand gelernt. Doch während wir so viel gelernt haben, kann unser Praktikant Emil das Schnippen mit der Pfote die ganze Zeit nicht lassen. Was will er denn, der Praktikantenkater? Nun, er möchte dringend auf eine Gefahr aufmerksam machen, die unsere Zutat Xylit verbirgt, eine Gefahr, insbesondere für seine Kumpels, die Hunde. Vielen Dank, lieber Emil, diesen Aspekt dürfen wir beim Eis-Abitur natürlich nicht vergessen. Warum? Weil Xylit im Gegensatz zum Menschen bei Einnahme einen schnellen, dosisabhängigen Insulinanstieg und dementsprechend einen starken Abfall des Blutzuckers bewirkt, also zu einer Unterzuckerung, Hypoglykämie führt, was unbehandelt oder lang andauernd zu Koma und unbehandelt zum Tod führen kann. Bereits die Einnahme von 0,1g Xylit pro kg Hundegewicht kann zu einer schweren Unterzuckerung führen. Mehr als 0,5g pro kg Hundegewicht kann zu schweren Leberfunktionsstörungen führen. Ja, so ist das. Ein Grund dafür, dass Hundebesitzer kein Xylit im Haushalt verwenden möchten. Und schon sind wir wieder im fröhlichen Austauschprogramm: Kann ich Xylit anderweitig ersetzen? Immerhin ist Erythrit für Hunde nicht schädlich. Hier gilt die gleiche Antwort wie schon zuvor bei der Einsparung der Kalorien. Können kann man alles, es hat beim Eis aber Auswirkungen auf die Konsistenz und die Gefriertauglichkeit. Das muss jeder für sich selbst entscheiden und ich verstehe jeden, der deshalb auf Xylit verzichten möchte. Als Katzenpapa möchte ich aber anmerken, dass für Emil im Haushalt extrem viele Gefahren lauern, insbesondere in der Küche. Simple Zutaten wie Zitronen oder Knoblauch können für unseren Emil sehr schnell sehr gefährlich werden. Das haben wir schon erlebt. Dennoch können wir auf diese Dinge nicht verzichten und daher hat Emil strengstes Küchenverbot, wenn wir mit derartigen Zutaten hantieren. Auch ist unser Futter für Emil ohne jede Ausnahme verboten, im Gegenzug naschen wir nicht von Emils Futter. Alles seins. Und damit können wir gut leben. Gefährliche Zutaten werden gut und sicher verstaut, so kann eigentlich nichts passieren. Wer sich mit dieser Lösung nicht anfreunden kann, unbedingt auf Xylit verzichten möchte, muss bei unseren Rezepten Abstriche machen, was Konsistenz und Gefriertauglichkeit betrifft. Wie sich das verhält, wird beim Thema Erythrit noch genauer besprochen.

Um das Thema Xylit abzuschließen, fehlt uns noch eine Auskunft. Nämlich die Gefrierhemmung von Xylit. Jede Zutat hat einen Einfluss auf die Gefrierhemmung. Wasser gefriert bei 0°C, so will es die Physik. Feststoffe im Wasser vermindern in der Regel, dass ein Gemisch aus Wasser und Feststoffen gefriert. Salz z. B. erhöht den Gefrierpunkt von Wasser. Gleiches gilt für Zucker. Neben dem Geschmack und der Konsistenz ist für uns beim Eis-Abitur ja insbesondere die Gefriertauglichkeit unserer Rezepte wichtig, denn wir wollen keine Ziegelsteine aus der Tiefkühle fischen, wir wollen unser Eis direkt aus der Tiefkühle portionieren. Es gibt unzählige Eisrezepte, die alle lecker schmecken, aber leider nicht gefriertauglich sind. Das liegt einfach daran, dass ein Eis nur schmeckt, wenn es nicht zu süß ist, was zur Folge hat, dass es z. B. nur eine gewisse Menge Zucker enthalten kann. Zu wenig Zucker in der Eismasse heißt, dass das Eis zwar schmeckt, aber in der Tiefkühle schnell zum Ziegelstein wird. Dosiert man den Zuckergehalt höher, kann das Eis tiefere Temperaturen vertragen, schmeckt aber nicht mehr. Unser Eis-Abitur Klassenbuch hat uns gelehrt, dass wir Süße und Gefrierhemmung mit andern Zuckersorten beeinflussen können, hier insbesondere mit Dextrose, also mit Traubenzucker. Wir haben gelernt, dass Zucker einen Vergleichswert hat, was die Gefrierhemmung angeht. Zucker hat eine Gefrierhemmung von 100. Eine gewisse

Menge Zucker in einer Eismasse erhöht demnach die Gefrierhemmung um 100% und hat eine Süße von 100%. Die 100% beziehen sich auf die Vergleichbarkeit zu anderen Zutaten. In normalen Rezepten, die nicht Low Carb ausgerichtet sind, nutzen wir z. B. die bereits erwähnte Dextrose, also Traubenzucker. Zucker hat, wie erwähnt, eine Gefrierhemmung von 100% und eine Süßkraft von 100%. Dextrose hat dem gegenüber eine Gefrierhemmung von 190% und eine Süßkraft von nur 70% im Vergleich zum normalen Haushaltszucker. Wir können in unseren normalen Rezepten Zucker durch Dextrose ersetzen, sogar mehr Dextrose nehmen, um den Anteil Trockenmasse zu erhöhen und gleichzeitig die Süße nicht erhöhen, bei gleichzeitiger fast Verdopplung der Gefrierhemmung. Das war der Schlüssel zum Eisglück aus der Tiefkühle.

Doch wie ist das beim Xylit? Xylit hat eine Süßkraft von 100%, wie auch der normale Haushaltszucker, liefert aber nicht nur 100% Gefrierhemmung, sondern satte 220%! Genau das brauchen wir beim Low-Carb-Eis! Nicht unwichtig ist auch die Lösbarkeit von Xylit. Xylit löst sich im warmen Zustand besser auf als im kalten. Das wird später wichtig, wenn es darum geht, ob wir eine Eismasse warm oder kalt herstellen. Beim Verzehr von Xylit stellt man einen kühlenden Effekt fest, der manchmal als unangenehm empfunden wird. Beim Eis allerdings spielt dieser Effekt keine Rolle. Das war es auch schon mit der Theorie zum Thema Xylit.

Erythrit

Erythrit ist der nächste Zuckeraustauschstoff, den wir in unseren Low-Carb-Rezepten verwenden. Erythrit ist ebenfalls ein Zuckeralkohol und unterscheidet sich vom Xylit durch die Süßkraft, denn Erythrit ist um 30% weniger süß, kalorienfrei und hat keinen Einfluss auf den Blutzuckerspiegel. Allerdings ist Erythrit nicht so gut löslich bei kalter Zubereitung und hat, wie Xylit auch, anfangs eine abführende Wirkung. Erythrit schmeckt mild süß, und hinterlässt, wie Xylit, einen kühlenden Effekt im Mund, der aber beim Eis keine Rolle spielt. Allerdings kratzt Erythrit im Hals, insbesondere bei zu hoher Dosierung. Von der Gefrierhemmung her ist Erythrit ebenso optimal für unsere Zwecke wie Xylit. Bei zu hoher Dosierung hat Erythrit im Eis allerdings die negative Eigenschaft, dass es kristallisiert und die Konsistenz verschlechtert. Bei erheblich überhöhter Dosierung kristallisiert Erythrit so sehr, dass sich die gewünschte Gefrierhemmung ins Gegenteil entwickelt. Wir nutzen Erythrit daher in geringerem Umfang als Xylit. Aber dennoch sparen wir durch Erythrit Kalorien, verringern den Einfluss unserer Rezepte auf den Blutzuckerspiegel, erhöhen die Gefrierhemmung, den Anteil Trockenmasse unserer Rezepte und das Eis wird weniger süß. Auf Erythrit können wir also nicht verzichten. Erythrit ist für Hunde ungefährlich, man kann damit aber prima Fruchtfliegenfallen bauen.

In der Natur findet man Erythrit in Obst wie Weintrauben, Birnen, Pflaumen, Erdbeeren und Wassermelonen oder auch in Pistazien. Der menschliche Körper stellt täglich keine Mengen Erythrit her. Entdeckt und erstmal isoliert wurde Erythrit schon 1848 von dem schottischen Chemiker John Stenhouse (1809-1880). Heute wird Erythrit industriell hauptsächlich aus Stärke hergestellt. Dazu wird aus Mais- oder Kartoffelstärke zunächst Dextrose, also Traubenzucker hergestellt. Das kennen wir schon aus unserem Eis-Abitur Klassenbuch. Um aus Dextrose Erythrit herzustellen, wird diese mit Hefe oder Pilzen vergoren. So entsteht ein neues Gemisch, welches im weiteren Herstellungsprozess aufgespalten wird. Dabei entstehen verschiedene Stoffe wie z. B. Glycerin, Ethanol und eben auch Erythrit. Die Herstellung ist also relativ aufwendig, weshalb Erythrit auch teurer ist als Zucker. Das war es schon, was wir über Erythrit wissen müssen.

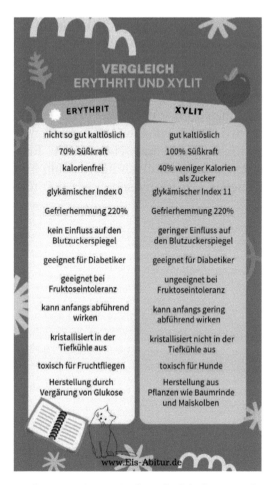

Und schon geht es weiter mit dem fröhlichen Aufbau unserer Trockenmasse für Low-Carb-Eis-Rezepte.

Inulin

Hinsetzen, Hefte raus, Klassenarbeit!

Was ist Inulin? Da stellen wir uns erst einmal ganz dumm und sagen: Das ist eine mittelgroße Tüte mit einem weißen Pulver drin. Da haben wir schon fast volle Punktzahl. Streber und Neugierige wollen aber mehr wissen und jetzt geht's los:

Inulin ist auf jeden Fall erst einmal ein Ballaststoff und dieser wird aus der Chicorée Wurzel gewonnen.

Inulin ist

100% vegan,
glutenfrei,
lactosefrei,
kalorienarm und
hat einen glykämischen Index von 2.

Zusätzlich sorgt Inulin dafür, dass andere Kohlenhydrate aus unseren Eis Rezepten langsamer ins Blut übergehen, was hohe Blutzuckerspitzen prima verhindern kann. Perfekt für unser Low-Carb-Eis. Inulin dient uns im Eis auch als Füllstoff, um das gewünschte Gleichgewicht zwischen Wasser und Trockenmasse zu erreichen. Im Eis sorgt Inulin für erheblich mehr Cremigkeit, das Eis wird vollmundiger und Inulin verfeinert die Struktur des Eises, weil Inulin Wasser bindet. Soweit so gut, könnte man meinen, doch wie immer im Leben gibt es zwei Seiten. Genau wie Xylit und Erythrit regt auch Inulin die Verdauung an, insbesondere wenn man es nicht gewöhnt ist. Unsere Trockenmasse wirkt also insgesamt flott auf unser Verdauungssystem, was bei übermäßigem Verzehr schnell zu einem flotten Otto führen kann, den wir möglichst vermeiden wollen. Und da schließt sich der Kreis beim Low-Carb-Eis. Das eine, was man will, das andere, was man kann. In den herkömmlichen Eis Rezepten aus unserem Eis-Abitur Klassenbuch verwenden wir Inulin nur in einem sehr geringen Umfang, mit höchstens 3% bis 5% der Trockenmasse einer Rezeptur. Diese Dosierung lässt uns die positiven Eigenschaften des Inulins nutzen, ohne die negativen Eigenschaften zu aktivieren. So wollen wir Inulin auch bei den Low-Carb-Rezepten dosieren, doch das funktioniert nicht immer. Irgendwo muss die Trockenmasse herkommen, damit unser Eis eine tolle Konsistenz erhält und aus der Tiefkühle portionierbar bleibt. Beim Milch-Sahne-Eis, beim Joghurt-Eis und z. B. bei Quark-Eis gelingt uns das überwiegend sehr gut, denn bei diesen Sorten können wir die nötige Trockenmasse zusätzlich durch Magermilchpulver aufbauen. Beim Sorbet funktioniert das nicht, denn Milchprodukte haben in einem Sorbet nichts zu suchen. Anfangs haben wir versucht die Lücke mit Eiweißpulver zu füllen, doch waren die Ergebnisse nach der Lagerung in der Tiefkühle nicht so optimal, das Sorbet wurde schnell zu einer Art Pulverschnee mit Geschmack und ließ sich schlecht portionieren, weil der Pulverschnee zerfiel, sich nicht gut kugeln ließ. Da war guter Rat nun teuer. Sollten wir am Ende in einem Low-Carb-Eisrezepte-Buch auf leckere und besonders fruchtige Sorbets verzichten? Nein, das wollen wir nicht! Low-Carb-Sorbets funktionieren heute beim Eis-Abitur perfekt, weil wir mutig waren und den Anteil Inulin zum Teil drastisch erhöht haben. Es war eine Frage dessen, was man erreichen möchte: Low-Carb-Eis, dass man hemmungslos genießen kann und dafür zum Teil eine schlechte Konsistenz hinnimmt oder möchten wir eine ausgezeichnete Konsistenz erreichen und dafür hier und da beim Genuss etwas Mäßigung walten lassen? Beides funktioniert leider nicht, deshalb haben wir uns in manchen Bereichen für Klasse statt Masse entschieden. So entstand das System „32 32 96", mit dem es möglich ist, jede beliebige Sorte Low-Carb-Eis zu bilanzieren und anhand der Bilanzierung, also am Rezept zu erkennen, wie sich eine Rezeptur auf die Verdauung auswirkt, wenn man Xylit, Erythrit und Inulin nicht gewöhnt ist. Das heißt nichts anderes, als dass man manche Sorten ohne Probleme verdauen kann und andere eben lieber in Maßen genießen sollte. Getreu dem Motto: Hin und wieder ist weniger mehr! Lieber von einer Köstlichkeit weniger genießen, als sie gar nicht genießen zu können. Das System „32 32 96" wird an anderer Stelle noch genau erklärt, jetzt ist erst einmal wichtig zu wissen, dass jedes einzelne Rezept in diesem Buch sorgfältig bilanziert wurde und immer die Verträglichkeit und der Geschmack im Vordergrund steht, bei gleichzeitig bestmöglicher Qualität, Konsistenz. Dem System „32 32 96" ist es geschuldet, dass in den Rezepten dieses Buches die Position Xylit immer doppelt aufgeführt ist. Beide Mengen gehören zum Rezept, sie sind nur doppelt aufgeführt, um u.a. die Verträglichkeit sichtbar zu machen. Jedes einzelne Rezept auf diese Parameter zu bilanzieren hat den Vorteil, dass unsere Rezepte so verträglich wie irgend möglich gestaltet sind. Das unterscheidet unsere Rezepte von vielen marktüblichen Systemen, insbesondere von Fertigpulvern für zuckerfreies Eis, die auf der Verpackung nur den Warnhinweis enthalten, dass „übermäßiger Verzehr" zu Verdauungsproblemen führen kann. Hier fehlt es an Transparenz, da wollen wir mehr. Wir wollen die Auswirkungen unserer Zutaten erkennen und steuern können. Das macht das Eis-Abitur Low-Carb-Buch aus. Und so bauen wir unsere Trockenmasse weiter auf. Ein bisschen Theorie fehlt noch, ehe es endlich lecker wird! Auf geht's zum nächsten Bestandteil unserer Trockenmasse.

Magermilchpulver

Was ist Milchpulver?

Das ist schnell erklärt: Milchpulver ist sprühgetrocknete Milch. Milch besteht zu 87% aus Wasser. In einem entsprechenden Verfahren wird der Milch das sogenannte freie Wasser entzogen. Neben dem freien Wasser besteht die Milch noch aus dem gebundenen oder unfreien Wasser. Wurde das freie Wasser aus der Milch entfernt, bleibt ein Milchpulver übrig, dass nun noch etwa 3% bis 4% Wasser enthält, nämlich den Anteil des gebundenen Wassers in der jeweiligen Sorte Milch.

Um ein Kilogramm Milchpulver herzustellen, benötigt man übrigens etwa 7 Liter Milch. Fügt man dem Milchpulver später wieder Wasser zu, erhält man die sogenannte Trockenmilch. Schmeckt ein bisschen anders als frische Milch und hat weniger Vitamine etc. Das war schon das komplizierteste am Thema. Milchpulver kann man aus Vollmilch und aus Magermilch herstellen. Für die Herstellung von Eis wird in der Regel das Magermilchpulver benutzt. Einmal ist das Magermilchpulver trockener, es bleiben nämlich, wie oben beschrieben, 3% Wasser im Magermilchpulver übrig, während es bei Vollmilchpulver 4% sind. Das ist ein wichtiges Prozent, wenn wir uns gleich ansehen, warum wir Milchpulver überhaupt in unsere Eismasse geben. Darüber hinaus ist Vollmilchpulver weniger lange haltbar. Man muss es also schneller verbrauchen als Magermilchpulver.

Es gibt große Unterschiede bei Magermilchpulver, was die Qualität angeht. Für die Eisherstellung sollte es möglichst fein sein, kaltlöslich, weil nicht alle Eismassen zunächst erhitzt werden und darüber hinaus sollte Magermilchpulver nahezu farblos sein, damit das gewünschte Eis in der Farbgebung nicht beeinträchtigt wird.

Wie wirkt Magermilchpulver im Eis? Zunächst ist das Magermilchpulver ein Bindemittel und Füllstoff im Eis. Magermilchpulver bindet Wasser in der Eismasse durch den fast 50%igen Laktosegehalt. Laktose ist Milchzucker. Laktose senkt den Gefrierpunkt im Eis und macht es damit cremiger und auch bei tiefen Temperaturen noch portionierbarer also ohne. Darüber hinaus macht Magermilchpulver das Eis vollmundiger und verbessert die Struktur. Diese Eigenschaften kennen wir auch vom Inulin, dass ja ebenfalls ein Füllstoff und Bindemittel ist. Nur eben auf pflanzlicher Basis. Wie dosiert man Magermilchpulver? Da wir nun wissen, dass Milchpulver durch den Laktosegehalt Wasser im Eis bindet, sollte der Anteil von Magermilchpulver im Trockenmasseanteil der Eismasse nicht höher als 11,5% sein. Bei einer Eismasse von 1.000g kalkulieren wir bis zu 30g Magermilchpulver. Dosiert man Magermilchpulver in einem Rezept zu hoch, wird das Eis schnell unangenehm sandig.

Kann man Magermilchpulver ersetzen, wenn man ein laktosefreies Eis herstellen möchte? Ja, das kann man. Es gibt problemlos laktosefreies Magermilchpulver im Handel. Allerdings verliert man dadurch die positiven Eigenschaften, die Laktose unserem Eis liefert. Das lässt sich allerdings gut verkraften und manche User merken den Unterschied gar nicht. Alle unsere Rezepte lassen sich also problemlos laktosefrei herstellen.

Joghurtpulver

Passend zum Thema Magermilchpulver kommt hier eine weitere wichtige Zutat ins Spiel, nämlich Joghurtpulver. Dabei handelt es sich um sprühgetrockneten Magermilchjoghurt. Eine echte Revolution in der Eisbude, denn jetzt bekommt man mehr als die doppelte Menge Joghurtgeschmack in unser Joghurteis Eis, da 100g Joghurtpulver 720g Joghurt entsprechen. Und das schmeckt man. Wir nutzen bei unseren Rezepten für Joghurteis 40g Joghurtpulver auf 1.000g Eismasse. Nutzen wir also 200g Joghurt im Rezept, erhalten wir durch das Joghurtpulver den Geschmack von 288g Joghurt hinzu. Nun könnte man fragen: Warum nimmt man nicht gleich die entsprechende Menge Joghurt? Das Problem ist der hohe Wasseranteil beim Joghurt. Zu viel Wasser in der Eismasse bereitet uns Probleme in der Tiefkühle und Joghurteis in oft besonders bockig in der Tiefkühle. Mit dem Joghurtpulver haben wir das Problem gelöst, denn es liefert nicht nur mehr Geschmack, es erhöht auch den Anteil Trockenmasse perfekt.

Bindemittel

Als Bindemittel oder Emulgator für die Eismasse kann man Eigelb oder Vollei einsetzen oder die pflanzlichen Varianten wie z. B. Johannisbrotkernmehl und Guarkernmehl. Sinn von Bindemitteln ist es, die Fett- und Wassermoleküle im Eis zu verbinden, weil sich sonst das Fett bei der Lagerung in der Tiefkühle oben ablagert und das Wasser unten. Das schmeckt natürlich nicht und es bilden sich unangenehme Wasserkristalle im Eis.

Wer nun Eis in einer Eismaschine macht, und dieses sofort verzehrt, braucht eigentlich keine Bindemittel oder Emulgatoren, denn durch das Rühren werden Wasser und Fett verrührt und verbinden sich, eine Emulsion entsteht, also eine Verbindung von Flüssigkeiten, die sich nicht ineinander auflösen, wie Fett und Wasser im Eis. Friert man Eis allerdings auf Vorrat ein, werden Bindemittel, also Emulgatoren, wichtig, damit sich beim Antauen des Eises die Moleküle von Wasser und Fett nicht so schnell voneinander trennen und das Eis lecker bleibt. Wer sein Eis nicht mit Eiern herstellen möchte, kann Johannisbrotkernmehl und Guarkernmehl nutzen. Beides sind pflanzliche Produkte und Ballaststoffe, die aus Pflanzenwurzeln bzw. Pflanzensamen hergestellt werden.

Es wird empfohlen, Johannisbrotkernmehl und Guarkernmehl gemeinsam in der Eismasse zu verwenden, denn beide Zutaten ergänzen sich und wirken gemeinsam positiver auf die Eismasse. In unseren Rezepten wird standardmäßig nur Johannisbrotkernmehl (JBK) aufgeführt, gemeint ist aber eine Mischung. Alle Rezepte funktionieren auch prima, wenn man nur Johannisbrotkernmehl verwendet doch die Mischung verschiedener Bindemittel macht den Unterschied, die Konsistenz verbessert sich zum Teil erheblich, da unterschiedliche Bindemittel unserem Eis unterschiedliche positiver Eigenschaften liefern. Nutzt man verschiedene Bindemittel, erhöhen sich die positiven Eigenschaften, die unserem Eis zur Verfügung stehen. Daher haben wir für alle Rezepte, egal ob bei der kalten oder der warmen Zubereitung, egal ob Milch-Sahne-Eis oder Sorbet, Johannisbrotkernmehl und Guarkernmehl heiraten lassen. Beide teilen sich also den jeweiligen Anteil im Rezept 50:50.

Stehen 2g JBK, also 2g Johannisbrotkernmehl, im Rezept, nehmen wir je 1g Johannisbrotkernmehl und 1g Guarkernmehl. Diese Bindemittel werden sehr sparsam eingesetzt, denn sie binden sehr stark. Man vergleicht die Wirkung mit Stärke. Johannisbrotkernmehl bindet 5 mal mehr als Stärke und Guarkernmehl sogar 8 mal mehr. Beide Bindemittel sind kaltlöslich, man muss sie also nicht erwärmen, um die Wirkung zu erreichen. Oft wird Johannisbrotkernmehl zum Binden warmer Speisen angeboten, Guarkernmehl zum Binden kalter Speisen. Das liegt daran, dass Johannisbrotkernmehl beim Erwärmen in der Bindekraft noch etwas zulegt, es bleibt aber dabei, dass beide Bindemittel kaltlöslich sind. Bindemittel und deren Komposition, sind in der Regel das große Geheimnis beim Eismachen. Eines dieser Geheimnisse haben wir schon gelüftet, indem wir Johannisbrotkernmehl und Guarkernmehl gemeinsam nutzen. Bei der warmen Zubereitung von Eisrezepten kann man die Komposition der Bindemittel noch verbessern. Das erreichen wir, neben der gemeinsamen Nutzung von Johannisbrotkernmehl und Guarkernmehl, mit einem weiteren Bindemittel, nämlich mit Pektin.

Pektin wird hergestellt aus festen Früchten wie Äpfeln, Möhren oder Zitrusfrüchten und ist nur warmlöslich. Daher perfektionieren wir unsere Bindemittel nur bei der warmen Zubereitung mit Pektin. Dabei bekommt das Pektin einen halben Anteil der im Rezept angegebenen Menge JBK zusätzlich. Steht also in unseren Rezepten 2g JBK, bekommen Johannisbrotkernmehl und Guarkernmehl je 1g und Pektin auch 1g. Das ist jedoch keine Pflicht bei unseren Rezepten, wem das zu viel Arbeit mit dem Abwiegen ist, nimmt eben nur Johannisbrotkernmehl in der angegebenen Menge oder mischt nur Johannisbrotkernmehl und Guarkernmehl. Wer aber perfektere Ergebnisse erzielen möchte, macht sich die Mühe.

In unserem Eis-Abitur Klassenbuch haben wir bei der warmen Zubereitung bisher, neben Johannisbrotkernmehl, Guarkernmehl und Pektin noch ein Bindemittel genutzt, nämlich Lecithin. Das Lecithin lieferte uns bei der Komposition der Bindemittel einen weiteren kleinen Vorteil um die Konsistenz unserer Ergebnisse zu verbessern. Darauf verzichten wir aber zukünftig, denn der Einsatz von Lecithin hat zu oft zu Problemen geführt. So haben einige User Lecithin als unangenehm im Geschmack empfunden und auch bei der Handhabung traten Probleme auf, denn Lecithin zieht schnell Wasser und wird klumpig. Dazu wird es schnell ranzig und schmeckt dann auf jeden Fall unangenehm. Also lassen wir zukünftig Lecithin weg.

Die User unseres Eis-Abitur Klassenbuches werden sich nun fragen, was mit unseren wunderbaren Fertigpulvern Emil - 18 und Emil -18J passiert, bei denen das Lecithin ja noch eine Rolle spielt. Hier ersetzt Ihr einfach das Lecithin durch Dextrose oder durch Trockenglukose. So ist man das Lecithin los und die Mengen für beide Fertigpulver bleiben gleich. Wer auf Lecithin nicht verzichten möchte, kann es natürlich weiter nutzen.

Bindemittel muss man möglichst genau abwiegen, denn sie wirken sehr stark und eine Überdosierung kann schnell unangenehme Folgen haben. Hat man zu viel Bindemittel im Eis, wird das Eis unangenehm schleimig bzw. gummiartig.

Daher nutzt man am besten eine Feinwaage, um die Bindemittel abzuwiegen. Alle Zutaten in unseren Rezepten werden immer mit 2 Stellen nach dem Komma angegeben. Während man alle anderen Zutaten aus unseren Rezepten immer auf volle Gramm runden kann, muss man die Bindemittel immer auf eine Stelle nach dem Komma genau abwiegen. Das wird aber noch mehrfach erklärt, wenn wir die ersten Rezepte in diesem Buch gemeinsam umsetzen.

Es wäre schön, wenn wir mögliche Probleme bei der Nutzung der Bindemittel mit dem Weglassen von Lecithin und der Nutzung einer Feinwaage vom Tisch hätten. Dem ist aber nicht so und deshalb ist noch etwas Theorie nötig, denn die Bindemittel Johannisbrotkernmehl und Guarkernmehl gibt es in verschiedenen Qualitäten mit jeweils unterschiedlichen Stärken der jeweiligen Bindekraft. Das kann schnell Auswirkungen auf unser Eis haben. Eine zu starke Bindekraft macht unser Eis schleimig bzw. gummiartig und eine zu schwache Bindekraft führt bei der Lagerung in der Tiefkühle zu unangenehmen Wasserkristallen im Eis. Aber keine Bange, das Problem bekommen wir schnell in den Griff.

Die Bindekraft der Bindemittel wird in der Einheit „cPs" gemessen und vergleichbar gemacht. Die Abkürzung cPs steht für Viskosität, also den Fliesswiderstand einer Flüssigkeit und wird in „Poise" gemessen, meistens in Centipoise „cPs". Die Viskosität von Wasser beträgt 1cPs. Wasser ist der Referenzwert, hiervon sind alle anderen Viskositäten abgeleitet. Unsere Bindemittel binden Wasser, das haben wir schon gelernt. Die Bindemittel erhöhen also den Fliesswiderstand einer Flüssigkeit, bei uns die der Eismasse.

Wir nutzen in unseren Rezepten die normalen im Handel erhältlichen Stärken der Bindemittel Johannisbrotkernmehl und Guarkernmehl. Beim Johannisbrotkernmehl sind das

3.000 cPs, beim Guarkernmehl 3.500 cPs. Beim Einkauf sollte man darauf achten, dass diese Werte in der Produktbeschreibung angegeben sind. Das ist allerdings häufig nicht der Fall. So kommt es zu Fehlern.

Johannisbrotkernmehl gibt es gängig in der Stärke 3.000 cPs. Es gibt aber auch Sorten, die nur 1.800 cPs liefern. Das ist ein bisschen wenig, das merkt man später bei der Lagerung in der Tiefkühle, wenn trotz der Bindemittel Wasserkristalle im Eis festgestellt werden. Das kommt aber eher selten vor.

Gravierender ist der Unterschied bei den Stärken des Guarkernmehls. Die gängige Stärke beträgt hier 3.500 cPs. Es gibt aber auch 5.000 cPs und das merkt man bei der Herstellung der Eismasse dadurch, dass sie schleimig bzw. gummiartig wird. Zu wenig Bindung durch ein zu schwaches Johannisbrotkernmehl wird durch den Einsatz von Guarkernmehl meistens ausgeglichen, doch ist das Guarkernmehl zu stark, hilft uns das auch nicht weiter. Achtet beim Einkauf also auf den cPs Wert, wenn er angegeben ist. Wenn er nicht angegeben ist und Ihr bei der erstmaligen Nutzung der Zutat Guarkernmehl feststellt, dass die Eismasse schleimig oder gummiartig wird und ihr zuvor richtig abgewogen habt, also auf eine Stelle nach dem Komma, reduziert Ihr zukünftig den Einsatz dieser Sorte Guarkernmehl um 1/3 und es passt wieder.

Aber das soll Euch jetzt nicht erschrecken. Im Normalfall bekommt man im Handel die richtigen Sorten Johannisbrotkernmehl und Guarkernmehl. In über 95% bereiten die Bindemittel keine Probleme, bei etwa 5% der User kommt es mal vor, dass ein zu starkes Guarkernmehl erwischt wurde.

Auf unserer Homepage www.Eis-Abitur.de gibt es den Bereich „Shopping Meile". Hier gibt es Beispiele für alle richtigen Zutaten, da weiß man immer was gemeint ist und kann entsprechend einkaufen.

Das war schon alles, was man zum Thema Bindemittel wissen muss. Bis hierhin haben wir viel gelernt. Zeit für eine kleine Pause? Besucht uns doch auf unserem Pausenhof in der Facebookgruppe Eis-Abitur.

Und schon geht es weiter mit der letzten Zutat unserer Trockenmasse, mit unserer geheimen Geheimzutat, mit unserem Joker!

Auf geht's!

Glycerin

Glycerin, auch Glycerol oder E422 genannt, ist unsere geheime Geheimzutat, unser Joker! Im ersten Moment bekommt man einen Anfall, Glycerin im Speiseeis, was soll das denn? Das hört sich ja nun wirklich extrem chemisch und gefährlich an. Gleiches gilt allerdings auch für Xylit, Erythrit und Inulin. Alles ulkige Namen und dennoch alles natürliche und wichtige Zutaten für unser Low-Carb-Eis. Schon in unserem Eis-Abitur Klassenbuch für herkömmliches Eis, haben wir Glycerin schätzen und sogar lieben gelernt. Und das war, ganz am Anfang unserer Forschungen, gar nicht so einfach. Warum? Nun, unser Joker Glycerin hat, hier und da, einen schlechten Ruf. Warum? Weil sich unser Glycerin mit den falschen Leuten abgegeben hat. Jawohl, unser Joker Glycerin hat sich einst, unfreiwillig, mit Neppern, Schleppern und Bauernfängern eingelassen. Nämlich mit gemeinen Panschern von Wein. Hinzu kam eine zufällige Namensähnlichkeit und schon war der Ruf unseres Jokers Glycerin ruiniert. Aus einem Skandälchen wurde, insbesondere für unser Glycerin, ein handfester und nachhaltiger Skandal. Doch was war passiert? Wir schrieben das Jahr 1985, als einige ganz hundsgemeine Weinbauern irgendwo auf die Idee kamen, mangelnde Sonne und damit mangelnde Süße der Trauben für ihren Süßwein auf eine irreführende und unzulässige Art und Weise mit Glykol zu ersetzen. Ein ziemlich großer Skandal seinerzeit, denn Glykol ist eigentlich ein Frostschutzmittel und hat im Wein absolut nichts zu suchen. Gleiches wurde auch von unserem Joker Glycerin als Zutat für Eis behauptet, als wir mit unserem Eis-Abitur Klassenbuch auf die Idee kamen, Glycerin als geheime Geheimzutat einzusetzen. Doch das Gegenteil ist der Fall. Hier haben einige der „alten Garde" der Eismacher, wie ich sie gerne nenne, die Zeichen der Zeit nicht erkannt. Tatsächlich ist es so, dass insbesondere die Verwendung von Inulin und Glycerin im Eis als innovativ und zukunftsweisend gilt. Inulin gilt dabei als Ersatz für z. B Magermilchpulver und Glycerin als Zuckerersatzstoff. Glycerin ist, wie Xylit und Erythrit nämlich nichts anderes als ein Zuckeralkohol, stammt also aus der gleichen ehrenwerten Familie. Doch während Xylit und Erythrit die Stars der Familie sind, leidet das arme Glycerin unter einem schlechten Ruf. So ungerecht, denn Glycerin hat mit Glykol nichts zu tun, war also an dem großen Weinskandal nicht beteiligt. Allerdings gab es vor einigen Jahren einen Mini-Skandal, als ein Winzer auf die Idee kam, seinen Wein mit Glycerin etwas aufzupeppen. Glycerin macht Wein nämlich geschmeidig, verleiht ihm mehr Glanz und täuscht am Ende mehr vor, als tatsächlich vorhanden ist. Einen halben Liter Glycerin schüttete der Winzer auf 1.000l Wein und panschte so satte 25.000 Flaschen Wein. Das flog jedoch auf, der Winzer wurde bestraft, der Wein aus dem Verkehr gezogen und unser Glycerin behielt seinen schlechten Ruf. Nun könnte man sagen, das Glycerin war jung und brauchte das Geld, aber in Wirklichkeit wurde es ja nur unsachgemäß und rücksichtslos benutzt. Bei richtiger Anwendung jedoch mutiert das Glycerin zum Joker der Zuckeraustauschstoffe.

Wir erinnern uns: Xylit ist so süß wie Haushaltszucker und hat einen glykämischen Index von 11, während Zucker einen von 68 hat. Traubenzucker, also Dextrose, hat sogar einen glykämischen Index von 100. Der Star der Familie der Zuckeralkohole, unserer Austauschstoffe für Zucker, ist das Erythrit, das nur 70% so süß wie ist normaler Haushaltszucker einen glykämischen Index von 0 hat, den Blutzuckerspiegel also überhaupt nicht belastet. Und wie sieht das mit unserem Joker Glycerin aus? Hammermäßig, denn Glycerin ist nur 60% so süß wie normaler Haushaltszucker und hat einen glykämischen Index von 3! Na, wenn das mal keine Hausnummer ist! Doch damit nicht genug: Wichtig für uns ist das Ziel, dass wir unser Eis auf Vorrat herstellen können, es aus der Tiefkühle portionierbar bleiben soll. Ziegelsteine wollen wir nicht. Dafür müssen wir, das haben wir schon gelernt, den Gefrierpunkt unserer Eismasse senken, denn Wasser gefriert bei 0°C und unsere Hausnummer bei der Lagerung für unser Eis liegt bei -18°C. Während Xylit und Erythrit mit einer Gefrierhemmung von 220 daherkommen (Zucker liegt bei 100) schafft unser Joker Glycerin eine satte Gefrierhemmung von 370. Na, was sagt Ihr dazu?

Weiter geht's: Wie haben gelernt, dass Zuckeraustauschstoffe wie Xylit und Erythrit Auswirkungen auf die Verdauung haben, bei übermäßigem Gebrauch abführend wirken können. Eine Auswirkung, die sich verringern kann, wenn der Körper an diese Stoffe gewöhnt ist. Gleiches gilt auch für unseren Joker Glycerin. Doch jetzt zurren wir unsere Lehrinhalte bei den Zuckerersatzstoffen, den Zuckeralkoholen Xylit, Erythrit und Glycerin zusammen und verbinden diese Erkenntnisse mit unserem Hauptziel, ein Low-Carb-Eis herzustellen, dass lecker schmeckt, nicht zu süß ist, welches den Blutzuckerspiegel möglichst gering beeinflusst und bei Lagerung aus der Tiefkühle

portionierbar bleibt. Alles das wollen wir, das können wir! Und mit unserem Joker Glycerin können wir das noch besser, obwohl Glycerin in unseren Rezepten überhaupt nicht vorkommt. Wie geht das denn?
Beispiel 1:

Wie haben ein Rezept mit Höchstmengen von Inulin, Erythrit und Xylit, etwa ein Sorbet, wollen aber die Auswirkungen dieser Zutaten auf die Verdauung verringern, damit wir das Eis besser vertragen oder mehr davon genießen können.

Beispiel 2:

Ein Rezept ist uns insgesamt durch zu viel Xylit zu süß, wir wollen die Süße verringern und nicht mehr Erythrit verwenden, um die Konsistenz perfekt zu halten.

Beispiel 3:

Unsere Tiefkühle ist kälter als -18°C und wir wollen die Gefrierhemmung, also die Portionierbarkeit erhöhen.

Kein Problem, mit unserem Joker Glycerin können wir das und damit kommen wir zu unserem System 32 32 96 zurück. Wir erinnern uns: Wir haben in unseren Low-Carb-Rezepten immer zwei Positionen Xylit. Eine davon beträgt bei 1.000g Eismasse immer etwa 32g. Xylit hat eine Süße wie normaler Haushaltszucker und eine mehr als doppelt so hohe Gefrierhemmung. Glycerin hingegen ist nur etwa 60% so süß und hat fast eine doppelt so hohe Gefrierhemmung wie Xylit (220 :370). Damit kann man doch etwas anfangen. Wir ersetzen die 32g Xylit auf 1.000g Eismasse einfach durch unseren Joker Glycerin und sparen damit 40% der Süße. Und da wir jetzt fast die doppelte Gefrierhemmung haben, halbieren wir den Einsatz Glycerin statt Xylit, wir nehmen statt 32g Xylit auf

1.000g Eismasse nur 16g Glycerin. Damit halten wir die Gefrierhemmung etwa gleich und reduzieren noch einmal die Süße. Und als wäre das nicht genug, reduzieren wir den Glykämischen Index dieser 32g Xylit von 11 auf 3 und noch einmal um die Hälfte, wenn wir statt 32g Xylit nur 16g Glycerin verwenden. Ist das ein Joker? Soweit die Theorie zum Thema Glycerin. Im praktischen Teil, wenn es an die Rezepte geht, wird noch einmal die Nutzung genau erklärt.

Input = Output

Am Ende zählt bei unserem Eis natürlich immer, neben der Portionierbarkeit, der Geschmack. Ein Eis kann nur so gut schmecken, wie die Qualität der Zutaten, die wir zur Herstellung einsetzen und ein Eis, das nicht schmeckt, wollen wir auch nicht portionieren. Die Zutaten der Trockenmasse und deren Qualität haben wir besprochen, jetzt geht es um die Geschmacksträger. Obst kann sehr gut aussehen, wie gemalt, doch das interessiert das Eis nicht, denn Eis will schmecken. Sehen die Erdbeeren perfekt aus, heißt das noch lange nicht, dass sie auch wie Erdbeeren schmecken. Sehen die Erdbeeren von außen toll aus und schmecken von innen nach Wasser, wird das Eis am Ende leider nicht toll aussehen und auch nur nach Wasser schmecken.

Es gilt, wie immer bei allen Leckereien:

Input = Output!

Je intensiver die Zutaten schmecken, desto intensiver wird das Eis schmecken. Eine Gleichung mit Bekannten ist daher für das Eis besser als eine Gleichung mit Unbekannten. So gilt: Probieren geht über studieren. Je reifer die Früchte sind, desto besser schmecken sie. Manchmal sehen sie dann nicht mehr so richtig toll aus, das stört uns aber beim Eis nicht, weil wir eh alles mixen, uns interessiert nur der Geschmack. Früchte müssen also richtig reif, fast überreif sein, dann sind sie perfekt für unser Eis. Eine Banane schmeckt so richtig nach Banane, nicht wenn sie toll aussieht, sondern wenn sie so richtig reif ist und auf der Schale schon braune oder gar schwarze Flecken hat. Natürlich darf die Frucht nicht schimmeln oder verdorben sein, aber je reifer sie ist, desto besser wird das Eis. Auch bei Nüssen, Schokolade oder z. B. Vanille, ist die Qualität entscheidend. Hier wird es vielleicht etwas teurer, aber der Einsatz wird sich lohnen. Und schon haben wir einen neuen Spickzettel:

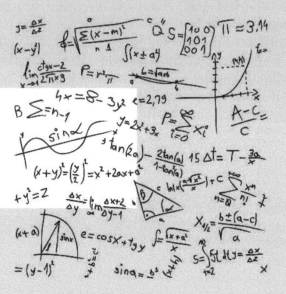

Blanchieren

Es nützt der beste Input nichts, wenn er für einen gar schauderhaften Output sorgt, weil er in sich eine kleine Gemeinheit verbirgt. Es gibt Früchte, die so eine kleine Gemeinheit in sich verbergen und damit für unangenehme Überraschungen sorgen können. Die Rede ist von einem Enzym, dem Bromelain. Eigentlich sehr gesund, doch Bromelain macht nicht nur die Milch sauer, sondern auch uns, wenn die Milch in der Eismasse durch das Bromelain gerinnt. Das sieht zum einen nicht gut aus und zum anderen schmeckt es fürchterlich, nämlich bitter. Früchte wie Kiwi, Ananas, Mango, Passionsfrucht, Papaya oder auch Granatäpfel enthalten Bromelain, ebenso wie manche Melonenarten. Möchte man diese Früchte zu einem Milch-Sahne-Eis verarbeiten, muss man sie blanchieren. Dazu müssen diese Früchte kurzzeitig eine Kerntemperatur von 60°C erreichen, blanchiert werden, dann ist das Enzym Bromelain zerstört und unwirksam. Man kann diese Früchte in Stücke schneiden und kurz in heißes Wasser legen, bis sie die Kerntemperatur von 60°C erreicht haben. Man kann die Früchte auch pürieren und das Püree kurzzeitig erhitzen. Schon ist das Problem behoben. Im Handel gibt es Tiefkühlfrüchte, diese sind in der Regel bereits werksseitig blanchiert, da entfällt dieser Arbeitsschritt. Auch Dosenfrüchte enthalten das Enzym nicht mehr. Wer allerdings Früchte mit Bromelain selbst einfriert, ohne diese zuvor zu blanchieren, muss diese nachträglich blanchieren, denn Kälte stört das Bromelain nicht. Alle Sorten von Melonen, die in der Mitte des Fruchtfleisches die Kerne sammeln, wie z.B. Honigmelonen, enthalten Bromelain und müssen ebenfalls blanchiert werden. Melonen, deren Kerne innerhalb des Fruchtfleisches verstreut sind, wie bei Wassermelonen, enthalten kein Bromelain und müssen nicht blanchiert werden. Früchte die Bromelain enthalten und ohne Milch verarbeitet werden, beim Sorbet z.B. müssen nicht blanchiert werden.

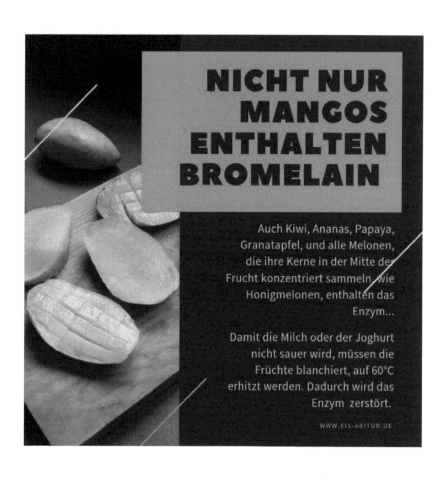

Die Tiefkühlung

Ehe es so richtig losgeht, müssen wir noch ein weiteres wichtiges Detail zum Erfolg überprüfen. Es nützen alle guten Zutaten und die beste Eisbilanz nichts, wenn am Ende die Lagerung in der Tiefkühle einen Fehler hat. Ziel ist es, dass unser Eis bei bis zu -18°C portioniert werden kann. Nutzen wir alle Zutaten im richtigen Verhältnis, schaffen unsere Rezepte das auch. Aber irgendwann siegt die Physik, irgendwann friert Wasser eben doch, trotz aller Gefrierhemmung und aller Tricks. Schuld daran ist die Tiefkühle, die eben einfach zu viel kühlt. Oft rackern Tiefkühlen so richtig durch und stören sich nicht daran, wie das Thermostat eingestellt ist oder was es anzeigt. In weit über 90% aller Fehlermeldungen, wenn User trotz unserer bilanzierten Rezepte einen Ziegelstein aus der Tiefkühle fischen, liegt es an der Temperatur. Da hilft nur eins: Fieber messen!

Dazu reicht ein einfaches Lebensmittelthermometer, das man für etwa 10€ bekommt. Dieses stechen wir in den Ziegelstein und warten ab, was es uns anzeigt. Oft fällt man jetzt vom Hocker, weil wir so, statt bis zu -18°C, plötzlich -20°C oder tiefere Temperaturen erkennen. Nun müssen wir versuchen die Temperatur zu regulieren. Zunächst stellen wir das Thermostat niedriger ein, sofern das geht. Manchmal, bei älteren Geräten, die noch einen Haufen Eis im Inneren bilden, hilft das Abtauen oft Wunder. Dann funktioniert sogar das Thermostat wieder. So hat man am Ende nicht nur die richtige Temperatur für sein Eis, man spart auch noch Strom. Von dem gesparten Geld, kauft man sich am besten feine Zutaten für das Eis.

Die Eismaschine

Tja, darüber haben wir noch gar nicht gesprochen. Wir brauchen ja nicht nur lauter Zutaten, wir brauchen auch eine Eismaschine, die aus unseren wertvollen Zutaten leckeres Eis macht. Eine gute Nachricht: Das können eigentlich alle Eismaschinen, die es auf dem Markt gibt. Egal, ob mit oder ohne Kompressor. Alle Eismaschinen, die kalt genug werden, können Eis herstellen. Egal ob günstig oder teuer. Wir holen mit unseren Bilanzen auf jeden Fall das Beste aus den Eismaschinen heraus. Allerdings gibt es, wie immer im Leben, Unterschiede. Eine Eismaschine ohne Kühlkompressor, bei der man den Topf einfrieren muss, kann in der Regel nur ein Eis herstellen, für die nächste Produktion muss man den Topf vorher wieder einfrieren. Das kann eine Maschine mit Kompressor besser. Diese kostet aber oft auch mehr und manchmal auch so richtig mehr. Es kommt also immer auf die eigenen Bedürfnisse und Möglichkeiten an. Je mehr einem die Eislust befällt, desto mehr wird man irgendwann von seiner Eismaschine verlangen. Wer klein anfängt, wundert sich schnell, dass sein Hobby plötzlich größere Wünsche weckt. Das ist wie beim Auto. Man fängt mit einem Kleinwagen an, freut sich wie Bolle, dass man von A nach B kommt und definiert doch das Wort Auto irgendwann, für immer, völlig anders. Da hat nun jeder die Qual der Wahl. Wer sich bereits entschieden hat, wird ganz gewiss auch glücklich mit den Ergebnissen und wenn man später nachrüsten möchte, ist das auch kein Problem. Wer sich noch unsicher ist, dem sei geraten, dass die höhere Investition in der Regel auch die besseren Ergebnisse liefert. Eines gilt aber für alle Eismaschinen, egal ob mit oder ohne Kompressor: Auf die optimale Füllmenge kommt es an. Das ist wichtig für das Ergebnis. Die meisten Eismaschinen für den Hausgebrauch geben ihr maximales

Fassungsvermögen in Milliliter oder Liter an. Also 500ml, 800ml, 1.000ml oder gar 2.500ml.

Sehr hochwertige Eismaschinen geben das Fassungsvermögen in Gramm an, also wieviel darf die einzufüllende Eismasse wiegen. Das ist durchaus ein Unterschied, denn jede Eismaschine schlägt Luft in unsere Eismasse, eine weitere wichtige Zutat, über die wir noch nicht gesprochen haben. Ein Eis ohne Luft schmeckt nicht, obwohl man ja angeblich nur Berliner Luft schmecken kann. Da werden wohl alle Ost- und Nordfriesen sofort ein Veto einlegen und alle Luftkurorte sowieso. Doch was soll uns das sagen? Ganz einfach: Die Luft, die alle Eismaschinen in unser Eis schlagen, erhöht das Volumen unserer Eismasse, das Eis wird mehr. Nutzen wir also eine Eismaschine mit einem Fassungsvermögen von z. B. 1.000ml und füllen wir diese mit 1.000ml Eismasse, wird sie am Ende überlaufen. Das gibt eine riesige Schweinerei.

Daher gilt: Man füllt alle Eismaschinen, die ihr Fassungsvermögen in Milliliter oder Liter angeben, immer mindestens zu 50% und höchstens zu 2/3 des Fassungsvermögens. Je weniger man einfüllt, desto schneller sorgt die Leistung der Eismaschine dafür, dass aus unserer Eismasse Eis wird. Doch jetzt wird es kompliziert: Füllt man zu wenig Eismasse ein, friert das Eis zu schnell, es wird nicht genug Luft in das Eis geschlagen, denn was macht die Luft? Sie macht unser Eis, na ja, auf jeden Fall luftiger, fluffiger, cremiger und geschmackvoller. Zu wenig Luft schadet also unserem Eis. Wer nun denkt: Dann schlage ich das Eis eben sauber durch, der irrt, denn die Eismasse nimmt nur bis zu etwa -4°C überhaupt Luft auf. Wird die Eismasse kälter, und das ist Sinn der Übung einer Eismaschine, die eine Endtemperatur von mindestens -7°C und tiefer erreichen soll, schlägt die Eismaschine ab -4°C nicht mehr Luft in die Eismasse, sondern schlägt sie wieder heraus. Daher ist das längere Schlagen der Eismasse bis zur richtigen

Temperatur nicht eben klug. Dumm gelaufen, im wahrsten Sinne des Wortes, denn je länger die Eismaschine jetzt läuft, bis sie die richtige Temperatur unserer Eismasse erreicht hat, desto mehr Luft schlägt sie aus der Eismasse wieder heraus und desto schlechter wird die Konsistenz. Daher müssen wir die Leistung unserer Eismaschine, also die Kühlleistung, mit der Füllmenge vereinbaren, um die besten Ergebnisse zu erzielen. Das muss man einfach ausprobieren, es gilt aber die Faustregel: Man fülle die Eismaschine zwischen 50% bis zu 2/3 der angegebenen Füllmenge. Hochwertige Eismaschinen für den Hausgebrauch oder die kleinere Gastronomie, geben ihre Füllmenge in Gramm an und diese Menge kann man auch voll nutzen. Einen Tipp habe ich noch, was die optimale Füllmenge angeht: So richtig fertig ist das Eis in der Eismaschine, wenn sich, je nach Eismaschine, ein oder zwei schöne Buckel gebildet haben, die sich prall in der Eismaschine drehen und die Eismasse nicht mehr glänzt, sondern matt ist. Das ist ein guter Zeitpunkt, die Kühlvorgang abzubrechen und das Eis entweder sofort zu genießen oder zu verpacken und einzufrieren. Die prallen Buckel zeigen an, dass ein Maximum Luft in die Eismasse geschlagen wurde, wir eine ausgezeichnete Konsistenz erreicht haben. Lässt man die Eismaschine nun weiter laufen, fallen die Buckel wieder ein. Sind die Buckel schön ausgeprägt, glänzen aber, sind nicht matt, wartet man noch zwei oder drei Minuten, ehe man die Maschine abstellt. Im Zweifel sind die Buckel wichtiger als die Mattheit, wir achten also darauf, dass die Buckel nicht wieder einfallen.

Die Mattheit zeigt an, dass unser Eis eine gute Temperatur erreicht hat. Hier muss man bedenken, dass wir mit unseren Rezepten sauber den Gefrierpunkt gesenkt haben. Unser Eis braucht also tiefere Temperaturen, um matt zu werden. Manche Maschinen brauchen dafür länger, insbesondere wenn die Füllmenge vielleicht etwas zu hoch gewählt wurde. Mit ein wenig Übung bekommt man einen Blick dafür. Die saubere Gefrierhemmung sorgt übrigens dafür, dass unser Eis weicher aus der Eismaschine kommt als wir uns das vielleicht vorgestellt haben. Jetzt nur nicht enttäuscht sein, wenn man nicht gleich richtig schöne Kugeln formen kann. Je nach Eismaschine kommt unser Eis mit -7°C bis -10°C aus der Eismaschine. Ausgelegt sind unsere Rezepte für eine Lagertemperatur bis zu -18°C. Da fehlt also noch Kälte, die unser Eis so fest macht, dass wir es schön kugeln können. Daher füllen wir unser Eis schnell um und gönnen ihm noch etwas Zeit in der Tiefkühle.

Der Mpemba-Effekt

Hin und wieder kommt es vor, insbesondere während der warmen Jahreszeit oder wenn der Standort unserer Eismaschine eine höherer Umgebungstemperatur hat, dass unsere Eismaschine spinnt. Obwohl wir alles richtig gemacht haben, eine tolle Eismasse vorbereitet wurde, die Füllmenge stimmt, alles einen ordnungsgemäßen Eindruck macht und die Eismaschine ihre Arbeit aufgenommen hat, bleibt die Eismaschine nach wenigen Minuten einfach stehen. Bei näherer Betrachtung stellen wir fest, dass unsere Eismasse an den Rändern festgefroren ist und das Rührelement im Eis festsitzt, während die Eismasse sonst noch ziemlich flüssig ist. Was soll das denn? Was machen wir denn jetzt? Zunächst sollte man die Eismaschine erst einmal abschalten. Viele Geräte haben einen Motorschutz, wird der Widerstand bei der Eisherstellung zu groß, ist das Eis im Normalfall fertig. Damit der Motor nicht überlastet wird, schalten diese Geräte den Rührvorgang ab, der Motor ist geschützt. In diesem Fall ist das Eis aber noch gar nicht fertig, es ist nur am Rand gefroren, so fest, dass das Rührelement das Eis nicht mehr von den Wänden abtragen kann, es bleibt einfach stecken. Nach dem Abschalten der Maschine warten wir ein paar

Minuten und streichen was Eis am Kesselrand, am besten mit einem Silikonschaber, vorsichtig ab. In der Regel kann man nun die Eismaschine wieder starten und sie wird ihre Arbeit vollenden. Doch was ist da passiert? Nun, da hat uns der Mpemba-Effekt einen Streich gespielt. Der Mpemba-Effekt ist ein echtes Phänomen, das hier erklärt werden soll, weil er, unter bestimmten Umständen, insbesondere bei Eismaschinen mit einem herausnehmbaren Kessel, häufiger vorkommen kann.

Seinen Namen hat der Mpemba-Effekt von dem tasmanischen Schüler Erasto Bartholomeo Mpemba (1950-2020), der mit etwa 13 Jahren um 1963 eine erstaunliche Entdeckung machte, die bereits im Jahre 300 vor Christus der alte Aristoteles machte. Doch was war geschehen? Nun, der Schüler Erasto war wohl ein Langschläfer oder ein Bummler. Jedenfalls kam er relativ häufig auf den letzten Drücker in die Schule. In seiner wunderschönen Heimat ist es im Sommer so warm, dass die Schüler in den Pausen gerne mal ein Eis schlecken möchten. Zu diesem Zweck gab es in der Schule eine Tiefkühle, in die die Schüler einen Becher Milch oder Kakao stellen konnten, wenn sie morgens zur Schule kamen. Aus hygienischen Gründen wurde die Milch morgens Daheim erhitzt. Wer früh genug aufgestanden ist, konnte in aller Ruhe seine Milch vorbereiten und hatte genügend Zeit, dass die Milch wieder abkühlte, bis sie in der Schule in die Tiefkühle gestellt wurde. Nicht so bei Erasto, denn seine Milch war, weil er so ein Bummler war, meistens noch ziemlich warm, wenn nicht sogar heiß, als sie in die Tiefkühle kam. Pech gehabt könnte man meinen, seine Milch braucht so halt länger um Eis zu werden. Doch in der Pause, wenn alle zur Tiefkühle rennen, stellte Erasto fest, dass seine Milch oft viel fester war, als die der anderen Schüler. Bummeln lohnt sich also, dachte sich unser Erasto. Im Naturkundeunterricht, den Erasto besonders mochte, berichtete er seinem Lehrer von seiner Beobachtung und war der Überzeugung, dass warme Milch schneller gefriert als kalte. Doch darüber konnte sein Lehrer nur lachen und mit ihm die anderen Schüler. Das sei Unsinn, völliger Quatsch, mit der Physik nicht zu vereinbaren. Doch Erasto bummelte weiter, immer wieder bestätigte sich seine Beobachtung und immer wieder wurde er ausgelacht, wenn er das Thema ansprach. Wer wird schon gerne ausgelacht? Erasto muss sich sehr geärgert haben, dass seine Beobachtungen so abgetan wurden, denn das Thema ließ ihn nie in Ruhe. Später in seinem Leben wurde Erasto Wildhüter und Wissenschaftler. Er ließ nie locker und so wurde seine Beobachtung auch von anderen Wissenschaftlern untersucht. Dabei wurde festgestellt, dass warme Flüssigkeiten, unter gewissen Umständen tatsächlich schneller gefrieren können, als weniger warme. Am Ende bleibt diese Beobachtung ein Phänomen, ein Paradox, das bis heute wissenschaftlich nicht vollständig geklärt ist. Geklärt aber ist, dass es diesen Effekt gibt und weil Erasto nicht rastete um ihn bekanntzumachen, wurde dieser Effekt „Mpemba-Effekt" genannt.

Wir wollen nicht im Einzelnen klären welche Umstände zu diesem Paradox führen, können aber feststellen, dass er hin und wieder unsere Eismaschinen trifft, insbesondere Eismaschinen mit einem herausnehmbaren Kessel. Unter bestimmten Umständen kommt es vor, dass sich am Rand des Kessels sehr schnell eine sehr feste Eisschicht bildet, die dazu führt, dass das Rührelement festfriert. Auffällig ist, dass das entweder an besonders heißen Tagen geschieht oder wenn es in der Küche besonders warm ist. Stellt man diesen Fehler bei sich fest, will man ihn natürlich vermeiden. Und das geht ganz leicht: Wer eine Eismaschine hat, die getrennt kühlen und rühren kann, schaltet an besonders heißen Tagen zunächst die Kühlung an, ehe man den Rührvorgang zuschaltet. Aber nicht zu lange vorkühlen, eine Minute bis drei Minuten reichen in der Regel, dann ist der Fall erledigt. Kühlt man zu lange vor, friert allerdings das Rührelement unten fest, was auch nicht sehr produktiv ist. In diesem Falle wartet man 5 Minuten bei ausgeschalteter Maschine und startet den Rührvorgang und die Kühlung erneut. Alternativ kann man die Kesselwand an heißen Tagen auch dünn mit etwas neutralem Speiseöl einreiben, das verhindert den Mpemba-Effekt auf jeden Fall.

Hygiene

Bei der Herstellung von Speiseeis spielt Hygiene eine große Rolle. Unser Eis soll uns ja fröhlich machen und nicht krank. Mikroorganismen sind so klein, dass sie niemand sieht, und dennoch können sie einen umhauen. Das wollen wir natürlich vermeiden. Deshalb ist es wichtig, bei der Eisherstellung auf unbedingte Hygiene zu achten. Eigentlich versteht sich das von selbst, es soll aber an dieser Stelle darauf aufmerksam gemacht werden. Die Eismaschine also immer schön reinigen, so wie alle Gegenstände, die wir benutzen, um eine Eismasse herzustellen. Es gibt im Handel Desinfektionsmittel, mit denen man Eismaschinen oder auch z.B. Mixer möglichst keimfrei halten kann. Bei den Zutaten für unser Eis verhält es sich nicht anders, diese müssen immer in einem einwandfreien Zustand vorliegen. Bei Früchten haben wir schon gelernt, dass sie richtig gut reif sein müssen, fast überreif. Je reifer, desto besser. Allerdings dürfen sie keine schlechten Stellen haben, z. B. keinen Schimmel aufweisen. Das gilt für alle unsere Zutaten, die immer einwandfrei sein müssen, denn Mikroorganismen überleben die Tiefkühle spielend. Also immer schön auf Sauberkeit und Hygiene achten!

Haltbarkeit

Eine häufig gestellte Frage, ist die nach der Haltbarkeit von selbstgemachtem Eis. Wenn die Kühlkette nicht unterbrochen wird, ist Eis ohne Ei gut drei Monate und länger haltbar. Bei Eis mit frischem Ei sollte man eine Lagerdauer von zwei Wochen nicht überschreiten, wenn man auf Nummer sicher gehen will. Ich habe es aber auch schon problemlos vier Wochen in der Tiefkühle gelagert. Unser Eis ist also gut haltbar, doch viele User stellen immer wieder fest, dass unser Eis ziemlich schnell verbraucht ist und neues Eis produziert werden muss. Ein mögliches Verderben ist also weniger das Problem bei der Haltbarkeit. Um auch die Konsistenz zu erhalten, gibt es jetzt noch einige wichtige Hinweise, die viele Probleme bei der Lagerung vermeiden.

Gefrierbehälter

Bei der Lagerung von unserem Eis spielen die Gefrierbehälter eine wichtige Rolle. Hier sollte man auf gute Qualität achten. Die Behälter müssen gut schließen und möglichst dicht sein. Immer wieder berichten User, dass das Eis bei der Lagerung Wasserkristalle bildet, die man beim Genuss deutlich in den Kugeln fühlt. Scheinbar hat sich hier bei der Lagerung das Fett vom Wasser getrennt, es hat den Anschein, dass die Bindemittel nicht richtig wirken. In der Regel liegt das Problem nicht an den Bindemitteln, sondern an den Gefrierbehältern. Beim Befüllen der Behälter entsteht Feuchtigkeit. Sind die Behälter zu groß oder der Inhalt zu gering, hat man Luftfeuchtigkeit in der Gefrierbox. Während der Lagerung in der Tiefkühle sammelt sich Kondenswasser meistens innen am Deckel. Daraus bildet sich eine dünne

Eisschicht, die später beim Öffnen der Behälter zerbricht. So fallen kleinste Wasserkristalle auf unser Eis, die man oft gar nicht sieht. Entnehmen wir nun mit dem Portionierer eine Kugel Eis, wickeln wir diese Wasserkristalle sauber ein und beim Genuss stellt man fest, dass das Eis voller Wasserkristalle ist. Dieses Problem kann man leicht verhindern. Nach dem das Eis in die Gefrierbehälter gefüllt ist, sollte man die Oberfläche mit Frischhaltefolie oder Wachspapier abdecken und leicht andrücken. Den Deckel sollte man vor dem Verschließen mit einem sauberen Geschirrtuch abwischen. Nun den Behälter schnell schließen und in die Tiefkühle stellen. Möchte man später Eis entnehmen, öffnet man den Behälter mit dem Deckel nach unten. Sollte sich Kondenswasser am Deckel gebildet haben, können die feinen Eiskristalle so nicht auf unser Eis fallen, dafür sorgt die Schwerkraft. Auch die Abdeckung der Eisoberfläche kann man so entfernen und unser Eis bleibt sauber. Nach der Entnahme bedeckt man die Oberfläche wieder gut, wischt den Deckel ab, verschließt den Behälter und lagert ihn weiter in der Tiefkühle. Da das Eis nun schön fest ist, kann man den Gefrierbehälter jetzt auch mit dem Deckel nach unten in der Tiefkühle lagern. So bleibt man von Wasserkristallen im Eis verschont.

Kalte Zubereitung

Da wir überwiegend pasteurisierte Zutaten verwenden, etwa bei der Milch, der Sahne, dem Joghurt oder dem Quark und auch bei Mascarpone, können wir viele Eismassen wunderbar kalt zubereiten. Wer gut aufgepasst hat wird nun stutzig, weil wir gelernt haben, dass einige Zutaten unserer Trockenmasse sich warm besser auflösen und warm besser wirken, als bei kalter Verwendung. Daher ist die warme Zubereitung auf jeden Fall sicherer, aber auch die kalte Zubereitung funktioniert wunderbar, wenn wir die Reifezeit der Eismasse einhalten und die Eismassen, gemäß der folgenden Anleitung, mehrfach mixen. Wenn wir bei der Eisherstellung vom Mixen sprechen, meinen wir immer pürieren, nicht verrühren. Zum Mixen sollten wir daher z. B. einen Stabmixer oder Glasmixer verwenden.

Die kalte Zubereitung kann bei allen Rezepten zur Anwendung kommen, bei denen die Geschmacksträger nicht geschmolzen werden müssen. Schokolade z. B. muss geschmolzen werden und auch Gewürze wie Vanille oder Zimt entfalten ihr Aroma unter Wärme erst so richtig gut. Alle anderen Rezepte kann man kalt zubereiten und das funktioniert so:

Zunächst wiegen wir alle Zutaten der Trockenmasse ab, geben diese in eine Schüssel und vermischen sie mit einem Löffel, einer Gabel oder einem Schneebesen, damit sich die Zutaten gut ineinander verteilen.

Nun wiegen wir alle nassen Zutaten außer den Früchten und außer dem Zitronensaft oder Limettensaft (falls vorhanden) aus dem Rezept ab, wie Milch, Sahne, Wasser, Quark oder Mascarpone. Diese Zutaten mixen wir, im Sinne von pürieren, allerdings mit Liebe, vorsichtig in Intervallen, z. B.

10 Sekunden mixen, 10 Sekunden Pause, bis daraus eine homogene Masse entstanden ist. Mixen wir Rezepte die Sahne enthalten am Anfang zu heftig, buttert die Sahne aus und es entstehen Butterflocken. Fügen wir Zitronen- oder Limettensaft gleich hinzu, gerinnt die Milch, das wollen wir vermeiden.

Diesem Gemisch fügen wir nun die Trockenmasse hinzu und mixen weiter mit viel Liebe, bis sich alles schön vermengt hat. Nun muss die Eismasse ruhen, reifen, damit die Trockenmasse quellen kann und die Bindemittel ihre Wirkung entfalten. Die Reifezeit beträgt mindestens 60 Minuten, am besten im Kühlschrank.

Nach der Reifezeit fügt man der Eismasse, falls im Rezept vorhanden, die Früchte und den Zitronen- oder Limettensaft hinzu. Nun wirken die Bindemittel, die Milch gerinnt nicht mehr und wenn man nicht zu stürmisch mixt, püriert, buttert auch die Sahne nicht mehr aus. Das späte Hinzufügen der Früchte mit dem Zitronen- bzw. Limettensaft sorgt dafür, dass unsere Eismasse eine tolle Farbe erhält, die Früchte nicht oxidieren, was besonders bei Bananen und Äpfeln sehr schnell geht. Nun die Eismasse gleich in die Eismaschine geben und ab geht die Post! So funktioniert jede kalte Zubereitung. Später im Buch, wenn ein Rezept nach dem nächsten folgt, muss nicht explizit darauf aufmerksam gemacht werden, welches Rezept man warm oder kalt zubereiten kann. Warm geht immer, kalt immer dann, wenn Zutaten nicht geschmolzen werden müssen oder durch Wärme ihre Wirkung entfalten. Die kalte Zubereitung erklärt kurz und bündig dieser Spickzettel:

Die kalte Zubereitung

FÜR ALLE SORTEN, BEI DENEN GESCHMACKSTRÄGER NICHT GESCHMOLZEN WERDEN MÜSSEN

TROCKENMASSE

abwiegen und vermischen.

FLÜSSIGE ZUTATEN

ohne Zitronen- und Limettensaft abwiegen und vermischen incl. Joghurt, Quark und Mascarpone etc.

VERMISCHEN

Zutaten der Trockenmasse und flüssige Zutaten vermischen und mixen im Sinne von pürieren.

REIFEZEIT

Mindestens eine Stunde. In Härtefällen reichen 30 Minuten, wenn man es keinem verrät. Längere Reifezeiten sind kein Problem.

GESCHMACKSTRÄGER

Nüsse, Früchte mit Zitronen- oder Limettensaft pürieren.

ZUSAMMENFÜGEN

pürierte Nüsse, Früchte bzw. Geschmacksträger zur Eismasse geben und mixen im Sinne von pürieren.

...und ab damit in die Eismaschine

WWW.EIS-ABITUR.DE

Warme Zubereitung

Die warme Zubereitung geht immer und ist auf jeden Fall die bessere Alternative, weil die Zutaten der Trockenmasse sich unter Wärme perfekt auflösen und ihre Wirkung am besten entfalten können. Bei der warmen Zubereitung wiegen wir wieder erst die Zutaten der Trockenmasse ab und vermischen diese ineinander.

Bei der warmen Zubereitung gibt es eine Besonderheit bei der Nutzung der Bindemittel. Zusätzlich zu den Bindemitteln Johannisbrotkernmehl und Guarkernmehl nutzen wir Pektin. Pektin ist nur warmlöslich, weshalb wir es bei der kalten Zubereitung nicht verwenden. Unsere Bindemittel Johannisbrotkernmehl und Guarkernmehl wiegen wir ganz normal ab, jedes Bindemittel bekommt 50% der angegebenen Menge JBK. Einen gleichhohen Anteil bekommt das Pektin. So werden aus 2g JBK in den Rezepten 3g Bindemittel. Man muss Pektin nicht nutzen, die Ergebnisse werden aber besser.

Danach wiegen wir die flüssigen Zutaten ab, allerdings ohne z.B. Joghurt, Frischkäse, Mascarpone oder Quark, da wir diese Zutaten nicht mit erhitzen, denn sie verändern unter Umständen ihre Eigenschaften durch Wärme und das wollen wir vermeiden. Bei der warmen Zubereitung kommen Joghurt, Mascarpone, Frischkäse oder Quark erst nach dem Erkalten zur Eismasse hinzu.

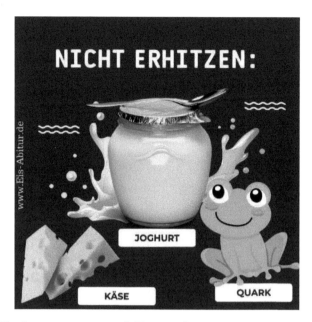

Die flüssigen Zutaten und die Trockenmasse vermischen wir nun und fügen, falls im Rezept vorhanden, die Geschmacksträger wie Vanille, Zimt, Schokolade und andere Gewürze hinzu, mit einer Ausnahme, die Nüsse oder das Nussmus, falls vorhanden, erhitzen wir nicht mit. Jedenfalls empfehle ich das nicht, weil ich einen Fehler vermeiden möchte:

Manche User empfinden den Geschmack von erhitzten Nüssen in der Eismasse später im Eis als säuerlich. Manche User berichten, dass der säuerliche Geschmack sich nach dem Erwärmen auch erst später bei der Lagerung in der Tiefkühle entwickelt. Dieser Fehler sei nicht zu beobachten, wenn Nüsse nicht mit erhitzt werden. Nüsse und Nussmus sind wertvolle Zutaten, die zum Teil sehr teuer sind. Da wäre es schade, wenn wir den Wareneinsatz durch das Erhitzen zerstören.

Nun erhitzen wir die Eismasse unter Rühren bei mittlerer Hitze auf 85°C. Die Temperatur prüft man am besten mit einem Lebensmittelthermometer. Es gibt da eine pfiffige Lösung, nämlich Kochlöffel, in die man ein Lebensmittelthermometer einfügen kann. Haben wir die 85°C Wärme erreicht, verringern wir die Wärmezufuhr und halten die Temperatur für 16 Sekunden. Warum 16 Sekunden? Die 16 Sekunden entsprechen dem Verfahren der Kurzzeitpasteurisierung. Die warme Zubereitung gilt immer auch dem Sinn der Pasteurisierung, also dem Abtöten von Mikroorganismen. Nun stoppen wir die Wärmezufuhr und mixen die warme Eismasse, mixen im Sinne von pürieren, wie immer mit viel Liebe, bis sich eine feine und homogene Eismasse gebildet hat. Jetzt lassen wir die Eismasse abkühlen, die Abkühlzeit ist gleichzeitig die Reifezeit. Man kann die warme Eismasse nach dem Abkühlen auch über Nacht im Kühlschrank reifen lassen und die Eismasse am Folgetag weiterverarbeiten. Wer es eilig hat, kann die warme Eismasse auch in eine Schüssel oder einen Behälter geben und die Eismasse in einem Eiswürfelwasserbad schnell abkühlen lassen. Das dauert gut eine Stunde und damit haben wir die mindestens erforderliche Reifezeit auch erreicht.

Ist die Eismasse nun erkaltet und gereift, fügen wir die restlichen Zutaten hinzu, Früchte und Zitronen- oder Limettensaft, Frischkäse, Joghurt, Mascarpone oder Quark und mixen, pürieren alles noch einmal gut durch, bis eine homogene Eismasse entstanden ist. Und ab damit in die Eismaschine.

Der folgende Spickzettel bringt die warme Zubereitung auf den Punkt:

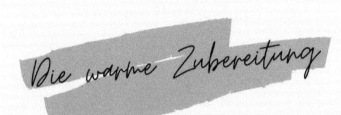

Die warme Zubereitung

IMMER GEEIGNET, INSBESONDERE WENN GESCHMACKSTRÄGER GESCHMOLZEN WERDEN MÜSSEN

TROCKENMASSE

incl. Gewürze, Schokolade, Vanille etc. abwiegen und vermischen.

FLÜSSIGE ZUTATEN

abwiegen und vermischen ohne Joghurt, Quark, Mascarpone, Früchte, Zitronen- Limettensaft.

ERHITZEN

Zutaten der Trockenmasse und flüssige Zutaten vermischen auf 85°C erhitzen, nicht kochen. Mixen im Sinne von pürieren.

REIFEZEIT

Bis die Eismasse kühlschrankkalt ist, ist die nötige Reifezeit erreicht. Längere Reifezeiten sind kein Problem.

GESCHMACKSTRÄGER

Nüsse, Früchte mit Zitronen- oder Limettensaft pürieren, zur Eismasse geben und mixen im Sinne von pürieren.

ZUSAMMENFÜGEN

pürierte Nüsse, Früchte bzw. Geschmacksträger zur Eismasse geben und mixen im Sinne von pürieren.

...und ab damit in die Eismaschine

WWW.EIS-ABITUR.DE

Eis-Abitur Low Carb

Das Bindemittelkomplott

Johannisbrotkernmehl
Pektin&
Guarkernmehl

JBK

Johannisbrotkernmehl ist unser Hauptbindemittel und in fast allen Rezepten enthalten.

Die Menge JBK in unseren Rezepten kann man zu 100% auch mit Johannisbrotkernmehl nutzen.

100%

Flotter Dreier

Nur bei warmer Zubereitung als Alternative zu 100%JBK und 50:50 JBK und GUA.

1+1=3

Pektin ist nur warmlöslich und erhält einen eigenen Anteil in gleicher Höhe wie JBK und GUA.

Johannisbrotkernmehl

1 + 1 = 3

Guarkernmehl   Pektin

Stehen 2g JBK im Rezept, entfällt 1g auf Johannisbrotkernmehl, 1g auf Guarkernmehl und 1g auf Pektin. Das macht die Konsistenz perfekt!

www.Eis-Abitur.de

JBK & GUA

Bei kalter und warmer Zubereitung verbessert sich die Konsistenz, wenn man den Anteil Johannisbrotkernmehl mit Guarkernmehl teilt.

Stehen 2g JBK im Rezept, entfällt 1g auf Johannisbrotkernmehl und 1g auf Guarkernmehl.

50:50

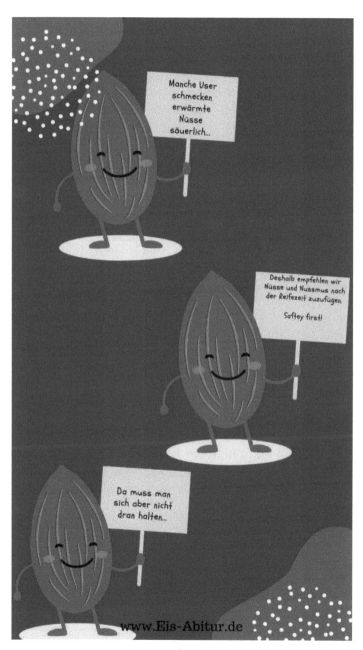

Eiweiß und Öl

Egal ob kalte oder warme Zubereitung, irgendwann erfolgt das letzte Aufmixen der Eismasse vor der Eismaschine. Bei dieser Gelegenheit kann man seine Eismasse noch etwas veredeln. So kann man der Eismasse ein frisches Eiweiß zufügen, alternativ 5g Eiweißpulver auf 1.000g Eismasse. Gut mixen im Sinne von pürieren und ab mit der Eismasse in die Eismaschine. Nutzt man Eiweißpulver, sollte man darauf achten, dass sich keine Klümpchen bilden. Der Mixer wird das verhindern. Durch das zusätzliche Eiweiß erhält das Eis in der Eismaschine mehr Aufschlag, es wird luftiger, cremiger, das Volumen erhöht sich und insbesondere Sorbets erhalten eine stabilere Struktur. Die einen lieben es, die anderen nicht. Probiert es einfach mal aus.

Ein weiterer Trick ist die Verwendung von 5g neutralem Speiseöl wie Rapsöl oder Sonnenblumenöl auf 1.000g Eismasse. Insbesondere bei Sorbets erhält man dadurch eine bessere Konsistenz, das Eis wird cremiger und luftiger.

Man kann eine dieser Möglichkeiten nutzen oder beide. Die jeweils 5g auf 1.000g Eismasse beim Eiweißpulver und beim Öl sind nicht fix, man kann auch weniger nehmen. Bei frischem Eiweiß kann man ein Eiweiß von einem kleinen Ei nehmen oder eben ein halbes Eiweiß von einem mittleren. Das Eiweiß muss man nicht vorher steif schlagen, die Kraft der Eismaschine reicht aus.

Verhältnisse

Jeder sollte ein Verhältnis haben und manchmal möchte man Verhältnisse auch verändern, weil man mit dem alten nicht mehr zufrieden ist, etwas andere ausprobieren möchte. Ja, warum denn nicht? Nur zu, das funktioniert auch bei unseren Rezepten. Beim Milch-Sahne-Eis z.B. geben die Rezepte jeweils ein bestimmtes Verhältnis zwischen Milch und Sahne vor. So wie die Rezepte vorgegeben sind, bieten sie eine optimale Grundlage für ein tolles Ergebnis, doch die Geschmäcker sind verschieden. Der eine mag es sahniger, dem anderen ist das jedoch zu mächtig. Kein Problem, die Verhältnisse Milch und Sahne sind nicht in Stein gemeißelt, es steht jedem frei, die Verhältnisse anzupassen. Wer es sahniger mag, nimmt mehr Sahne und dafür weniger Milch und wer es nicht so mächtig mag, nimmt weniger Sahne und ersetzt die Menge durch Milch.

Gleiches gilt bei allen Rezepten, die Zitronen- oder Limettensaft als Hauptgeschmacksträger haben. Manche Rezepte sollen nur dezent schmecken, andere dürfen kräftig sein. Manchen Usern ist der Geschmack am Ende zu schwach, anderen zu stark. Auch hier kann man die Verhältnisse ohne Probleme ändern. Wer es stärker mag nimmt mehr, wer es dezenter mag, nimmt weniger. Wie intensiv das Aroma ist, kommt natürlich auch immer auf die Qualität der Zutaten an, wir erinnern uns: Input = Output. Im praktischen Teil, wenn es an die entsprechenden Rezepte geht, wird auf die Möglichkeiten noch einmal aufmerksam gemacht.

Eisbilanz

Der besondere Clou beim Eis-Abitur ist unsere kostenlose Eisbilanz. Auch für unser Low-Carb-Buch gibt es eine Eisbilanz, die jeder User auf unserer Homepage www.Eis-Abitur.de im Bereich Eisbilanz anfordern kann. Wie das funktioniert, ist auf der Homepage beschrieben. Alternativ sendet man eine Mail an LCDatei@eis-abitur.de und erhält sofort eine automatische Antwortmail, die alles erklärt. Die Eisbilanz ist ein tolles Tool mit vielen Möglichkeiten. Jedes Rezept in diesem Buch ist für eine Wunschmenge von 1.000g Eismasse ausgelegt. Wer nun mehr oder weniger Eismasse benötigt, um die optimal Füllmenge seiner Eismaschine zu treffen, kann ganz einfach die Wunschmenge anders einstellen und schon werden alle Rezepte umgerechnet. In der Eisbilanz kann man in jedem Rezept auch die Verhältnisse von z.B. Milch und Sahne ändern und die Mengen Zitronen- und Limettensaft. So sieht man sofort, welche Auswirkungen die Änderungen auf z.B. die Nährwerte haben. Flexibler geht es nicht. Darüber hinaus kann man in der Eisbilanz auch eigene Rezepte erstellen und jede erdenkliche neue Zutat anlegen und damit arbeiten. Mit der Eisbilanz wächst auch dieses Buch, denn es kommen immer neue Rezepte hinzu. Das alles bietet die Eisbilanz. Die Eisbilanz ist eine Excel Datei und sie funktioniert mit jeder Tabellenkalkulation. Wer Excel nicht nutzt, kann jede andere Tabellenkalkulation nutzen. Wie man mit der Eisbilanz arbeitet, wie man sie liest, wie man neue Rezepte erstellt und neue Zutaten anlegt, wird im späteren Verlauf noch erklärt. So Ihr Lieben, das war die geballte Theorie. Jetzt wollen wir aber endlich loslegen, in die Praxis einsteigen und unser erstes Eis herstellen. Ab jetzt wird es leider lecker! Viel Spaß mit unseren Rezepten wünschen,

Emil & Frank

Einkaufszettel

Ehe wir loslegen können, müssen wir natürlich erst einmal einkaufen. Das Thema Input = Output hatten wir ja schon, je besser die Zutaten sind, desto besser werden die Ergebnisse. Was wir alles benötigen, steht auf unserem Einkaufszettel. Auf unserer Homepage www.Eis-Abitur.de findet man im Bereich „Shopping Meile" Links zu allen Produkten bei Amazon. Da weiß man schon einmal, was gemeint ist. Wo man einkauft, bleibt natürlich jedem selbst überlassen.

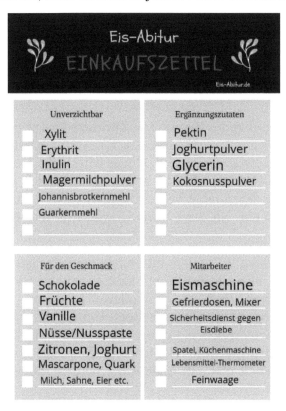

Zitronen-Mascarpone-Eis

	Zutaten	Menge	g	Wunschmenge
1	Sahne, 30% Fett	180,00	g	237,62
2	Mascarpone	112,00	g	147,85
3	Xylit	24,00	g	31,68
4	Erythrit	24,00	g	31,68
5	Xylit	45,00	g	59,40
6	Magermilchpulver	23,00	g	30,36
7	Vollmilch	230,00	g	303,62
8	JBK	1,52	g	2,00
9	Inulin	8,00	g	10,56
10	Zitronensaft	110,00	g	145,21
	Gesamt	**757,52**	**g**	**1000,00**

187	17,7%	3,8%	1,4%	1,1
Kalorien	**Kohlenhydrate**	**Eiweiß**	**Ballaststoffe**	**Broteinheiten**

Zucker: 5% Fett: 14,2%

Da ist es, unser erstes Rezept. Das Zitronen-Mascarpone-Eis. Ein echter Klassiker aus unserem Eis-Abitur Klassenbuch, hier in der Low-Carb-Version. Oh, es wird leider lecker. Das Zitronen-Mascarpone-Eis ist sehr cremig, frisch und mit einer relativ dezenten Note der Zitrone. Schauen wir uns die Grafik genauer an und lernen, wie wir die Eismasse herstellen.

Zunächst sind alle Zutaten untereinander aufgelistet. In der Spalte Menge wurde das Rezept kalkuliert und in der Spalte Wunschmenge sind die kalkulierten Zutaten auf die Wunschmenge 1.000g umgerechnet. Um die Wunschmenge von 1.000g zu erreichen, nutzen wir also die Mengen dieser Spalte. Nutzt man die Gewichtsangaben aus der Spalte „Menge", erhält man am Ende nur eine Gesamtmenge von 757,52g.

Die Mengen der einzelnen Zutaten der Spalte Wunschmenge sind alle ziemlich krumm, bis auf die Bindemittel. Das muss einen aber nicht erschrecken, wir müssen jetzt nicht genau z.B. 237,62g Sahne abwiegen. Da runden wir natürlich, hier auf 238g Sahne. Das kann man gut abwiegen und wenn es aus Versehen 240g werden, ist das nicht schlimm. Das sagen wir einfach keinem und machen schön weiter. Runden und abwiegen. Nur bei den Bindemitteln, da müssen wir genau bleiben. Ändert man in der Eisbilanz die Wunschmenge 1.000g auf z.B. 750g, wird auch die Mengenangabe JBK (Johannisbrotkernmehl) krumm werden, mit zwei Stellen nach dem Komma. Hier runden wir auf eine Stelle nach dem Komma genau. Gibt die Bilanz beim JBK in der Spalte Wunschmengen z.B. 1,67g vor, runden wir auf 1,7g und wiegen das auch so mit der Feinwaage ab. Wird die Menge von z.B. 1,74g JBK vorgegeben, runden wir auf 1,7g ab. Das ist also gar nicht so schwer.

Jetzt müssen wir uns nur noch entscheiden, welche Art der Zubereitung wir wählen, die kalte Zubereitung oder die warme Zubereitung. Das bleibt jedem selbst überlassen. Ich wähle hier gerne die kalte Zubereitung. Die Ergebnisse werden super. Bei der warmen Zubereitung werden sie noch perfekter, man benötigt nur mehr Zeit.

Egal welche Zubereitung Ihr wählt, nutzt einfach den entsprechenden Spickzettel und arbeitet diesen Punkt für Punkt ab. Damit man bei der Zubereitung der Rezepte nicht immer im Buch blättern muss, um die Spickzettel zu finden, sind alle Spickzettel am Ende des Buches noch einmal gesammelt. Diese kann man z.B. fotografieren und ausdrucken. So kann man die nötigen Spickzettel mit in die Küche nehmen und damit fehlerfrei arbeiten. Mit der Zeit braucht man die Spickzettel nicht mehr, mit Übung sieht man ein Rezept, die Zutaten und weiß was man wie machen muss. Die Arbeitsschritte bleiben immer gleich.

Traut Euch, nehmt den entsprechenden Spickzettel für die Art der Zubereitung zur Hand und schon geht's los. Viel Spaß und viel Erfolg dabei!

Wer schon etwas sattelfester ist, kann bei diesem Rezept das Verhältnis Zitronensaft verändern. Möchte man die Zitrone dominanter haben, kann man die Menge Zitronensaft von 145g auf bis zu 250g erhöhen. Dafür nimmt man entsprechend weniger Vollmilch. In der Regel kommt das Zitronen-Mascarpone-Eis aber, so wie es ist, sehr gut an. Verringern würde ich den Anteil Zitronensaft nicht.

Neben dem Aufbau der Rezeptur finden sich bei den Rezepten weitere Angaben, die für uns interessant sind, nämlich die Nährwerte. Wie diese zu verstehen sind, erklärt sich so:

Die Kalorien sind hier mit 187 angegeben und beziehen sich auf 100g der fertigen Eismasse. Gleiches gilt für Kohlenhydrate, Eiweiß, Ballaststoff, Zucker und Fett. Auch die Broteinheiten sind angegeben und beziehen sich auf 100g.

In der Eisbilanz findet man auch alle diese Werte und man findet zusätzlich diese Werte einzeln je Zutat aufgeschlüsselt. Mit der Eisbilanz ist es möglich, z.B. die Kohlenhydrate genauer zu spezifizieren. Der eine rechnet die Kohlenhydrate von Xylit mit, der andere nicht. Mit der Eisbilanz ist alles möglich.

Eine Anmerkung zum Xylit ist noch wichtig: In allen Rezepten kommt die Position Xylit doppelt vor. Das hat etwas mit dem System der Kalkulation der Rezepte zu tun, ist eine Hilfe bei der Kalkulation. Wie das funktioniert, wird noch erklärt, es gehören aber immer beide Mengen in die Eismasse und man kann sie beim Abwiegen entweder einzeln abwiegen oder zusammenziehen und insgesamt abwiegen. Jeder wie er mag.

So, das war schon das erste Rezept. Die Facebookgruppe „Eis-Abitur" ist unser Klassenraum und Pausenhof. Hier bekommt man immer Hilfe, wenn etwas unklar ist, und wir freuen uns auf Eure ersten Erfahrungen und Fotos. Gerade mit Fotos sparen wir in diesem Buch, denn sie nehmen unnötig Platz weg, diesen füllen wir lieber mit Rezepten.

Schokoladen-Eis „Eis-Abitur"

	Zutaten	Menge	g	Wunschmenge
1	Callebaut 703038	150,00	g	115,97
2	Kakao	16,00	g	12,37
3	Vollmilch	740,00	g	572,13
4	Sahne, 30% Fett	170,00	g	131,43
5	Xylit	41,41	g	32,01
6	Erythrit	41,41	g	32,02
7	Xylit	78,00	g	60,31
8	Magermilchpulver	39,00	g	30,15
9	JBK	2,59	g	2,00
10	Inulin	15,00	g	11,60
11	Salz	0,01	g	0,01
	Gesamt	**1293,42**	**g**	**1000,00**

177	23	4,2%	1,8%	1,7
Kalorien	**Kohlenhydrate**	**Eiweiß**	**Ballaststoffe**	**Broteinheiten**

Zucker: 18,5% Fett: 10,6%

Die Zutat Callebaut 703038 ist eine Kuvertüre der Spitzenklasse. Man kann auch andere Kuvertüre nutzen. Dieses Schokoladen-Eis ist, in Bezug auf Low Carb, vielleicht eine Sünde, aber es ist der Hammer. Wenn man zwei wichtige Regeln beachtet:

Input = Output!

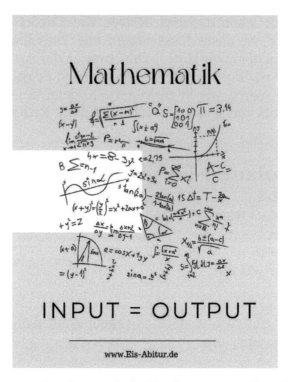

Das kennen wir schon und gilt für alle Rezepte, denn je höher die Qualität der Zutaten ist, desto besser wird das Ergebnis. Das gilt natürlich im Besonderen für die Qualität der Geschmacksträger, hier der Schokolade und dem Kakao. Es macht einen enormen Unterschied aus, einfache Schokolade zu nehmen oder eine hochwertige Schokolade mit einem hohen Kakaoanteil. Als Tipp für die Schokolade ist Kuvertüre von Callebaut zu benennen oder eine Edelbitter Schokolade mit 70% Kakaoanteil. Die Nutzung herkömmlicher Schokolade ist möglich, kann aber zu Fehlern führen, denn diese Sorten enthalten oft Bindemittel, die sich mit den Bindemitteln aus unseren Rezepten summieren und das kann dazu führen, dass man zu viel Bindemittel im Eis hat, das Eis schleimig oder gummiartig wird. Nutzt daher immer Schokolade mit einem hohen Kakaoanteil oder Kuvertüre. Für die Zutat Kakao, sollte man auch einen hochwertigen

Backkakao nutzen. Die zweite Regel ist ein besonderer Trick: Backkakao erhitzt man in etwas Milch aus dem Rezept kurz auf 92°C. Erst dann entfaltet der Kakao sein volles Aroma. Es gibt auch Fachleute, die empfehlen die Schokolade oder Kuvertüre immer auf 92°C zu erhitzen, damit diese ihr volles Aroma entfalten. Das soll bei uns aber eine Kann-Regel bleiben. Kann man machen, muss man aber nicht. Wer wirklich hochwertige Schokolade oder Kuvertüre benutzt, hat hier ja vom Hersteller vorarbeiten lassen. Wir erhitzen ja auch nicht die Tafel Schokolade vor dem Verspeisen, die schmeckt ohne diesen Vorgang viel besser und sieht auch hübscher aus. Es bleibt also dabei, dass wir nur den Backkakao für ein paar Sekunden auf 92°C erhitzen.

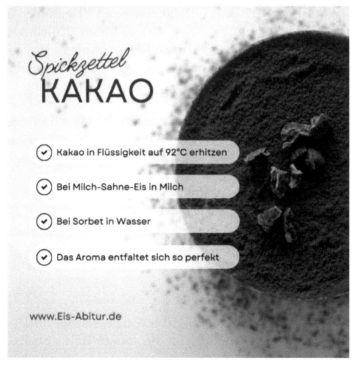

Die Zubereitung erfolgt nach dem Spickzettel für die warme Zubereitung, mit der Besonderheit, dass man etwa die Hälfte der Milch aus dem Rezept mit dem Kakao zunächst auf 92°C erhitzt, ehe man alle Zutaten mischt und alles auf 85°C erhitzt. So wird Schokoladeneis zu einem Erlebnis.

Jetzt kommen wir zu einer Besonderheit, die die Gefrierhemmung betrifft. Im theoretischen Teil haben wir gelernt, dass wir mit unserer Trockenmasse auch die Gefrierhemmung für unser Eis aufbauen. Jede Zutat aus einem Rezept hat einen Einfluss auf die Gefrierhemmung und meistens eine positive. Es gibt aber auch Unterschiede, Nüsse, Kakao oder Schokolade. Nüsse, Kakao und Schokolade erhöhen die Gefrierhemmung nicht, sie verringern sie. Das ist unfair, aber es ist so. Ein Schokoladen-Eis kann in der Tiefkühle schnell bockig werden, wenn es viel Schokolade und Kakao enthält. Wessen Tiefkühle im Grenzbereich zu -18°C liegt, kann unter Umständen Probleme bei der Portionierbarkeit bekommen. Das gilt insbesondere für herkömmliche Rezepte ohne Zuckerersatzstoffe, denn hier liegt die Gefrierhemmung der Trockenmasse etwas niedriger als bei den Low-Carb-Rezepten. Unsere Low-Carb-Rezepte sind so bilanziert, dass sie eine sehr gute Gefrierhemmung bieten. Auch dieses Rezept funktioniert gut, es kann aber bei zu tiefen Temperaturen auch eng werden. Das macht aber nichts, denn wir haben ja unseren Joker, das Glycerin. Hier können wir unseren Joker erstmals in der Praxis einsetzen. Dazu gibt es drei Möglichkeiten und bei der ersten Möglichkeit erkennen wir erstmals einen der Vorzüge, weshalb die Position Xylit in den Rezepten immer doppelt aufgeführt ist.

Möglichkeit 1:

Wie teilen die kleine Menge Xylit aus dem Rezept durch 2. Die eine Hälfte gehört dem Xylit, die andere Hälfte ersetzen wir durch Glycerin. Wir erinnern uns: Xylit hat eine Gefrierhemmung von 220% und eine Süßkraft von 100% zum normalen Haushaltszucker. Glycerin hat eine

Gefrierhemmung von 370% und eine Süßkraft von 60%. Teilen wir nun die kleine Menge Xylit mit Glycerin, erhöhen wir die Gefrierhemmung ganz ordentlich, das wird für bis zu -18°C reichen und wir verringern die Süße etwas.

Möglichkeit 2:

Wir teilen die Menge Erythrit durch 2 und ersetzen einen Teil durch unseren Joker Glycerin. Wir erinnern uns: Erythrit hat eine Gefrierhemmung von 220% und eine Süßkraft von 70%. Glycerin liegt bei 370% Gefrierhemmung und einer Süßkraft von 60%. Das Eis wird so gefriertauglicher, bei fast gleicher Süße.

Möglichkeit 3:

Wir lassen das Rezept so wie es ist und fügen zur Hälfte der Zeit in der Eismaschine 50% der kleinen Menge Xylit aus dem Rezept der Eismasse hinzu. Das steigert die Gefrierhemmung besonders stark und mach das Eis leicht süßer. Fügen wir Glycerin zur Hälfte der Zeit in der Eismaschine hinzu, ist damit gemeint, dass wir das Glycerin zufügen, wenn die Eismasse beginnt fest zu werden. Die Zugabe von Glycerin wird die Gefrierhemmung der Eismasse erhöhen und den Prozess der Eisherstellung verlängern. Diese Verlängerung verkürzen wir, je kälter die Eismasse beim Hinzufügen schon ist. Ich persönlich bevorzuge diese Methode, weil sie die meiste Gefrierhemmung liefert.

Das war jetzt wieder etwas kompliziert, aber wenn man etwas Übung hat und seine Tiefkühle besser kennengelernt hat, weiß man ganz automatisch, was man wie beeinflussen kann.

Viel Erfolg und guten Appetit!

Rezepte, Rezepte...

Von nun an geht es Schlag auf Schlag! Ein leckeres Rezept folgt dem Nächsten. Eure Eismaschine wird nicht mehr zur Ruhe kommen, das ist garantiert. Nehmt Euch die Spickzettel zur warmen oder kalten Zubereitung mit an die Maschine und ergänzt die Spickzettel, wenn es Zutaten wie Kakao, Joghurt, Quark oder z.B. Mascarpone gibt. So kann nichts schief gehen und je mehr Ihr übt, desto weniger benötigt Ihr die Spickzettel. Am Anfang gibt es immer wieder Tipps und Hinweise, aber wenn alles oft genug erklärt ist, wisst Ihr schon was zu tun ist. Im Zweifel gibt es immer Rat und Tat in unserer Facebookgruppe „Eis-Abitur".

Erdbeer-Eis

	Zutaten	Menge	g	Wunschmenge
1	Erdbeeren	330,00	g	400,65
2	Sahne, 30% Fett	150,00	g	182,11
3	Vollmilch	150,00	g	182,11
4	Xylit	27,00	g	32,78
5	Erythrit	27,00	g	32,78
6	Xylit	70,00	g	84,99
7	Magermilchpulver	25,00	g	30,35
8	Inulin	34,00	g	41,28
9	JBK	1,65	g	2,00
10	Zitronensaft	9,00	g	10,93
11	Salz	0,01	g	0,01
	Gesamt	**823,66**	**g**	**1000,00**

126	20,2%	2,5%	5,1%	1,4
Kalorien	Kohlenhydrate	Eiweiß	Ballaststoffe	Broteinheiten

Zucker: 5,6% Fett: 6,3%

Die Eismasse wird ohne die Erdbeeren und den Zitronensaft hergestellt. Die Erdbeeren püriert man kurz vor der Eismaschine mit dem Zitronensaft, wobei man etwas weniger oder mehr Zitronensaft verwenden kann, je nach Geschmack. Durch den Zitronensaft behalten die Erdbeeren ihre Farbe. Nach dem Pürieren gleich zur Eismasse in die Eismaschine geben und die Maschine starten.

Tipp: Etwas Vanille und bzw. oder etwas Ingwer zufügen. Das macht das Eis besonders raffiniert. Wer die warme Zubereitung wählt, also pasteurisiert, ist vorsichtig mit diesen beiden Sonderzutaten, damit sie den Erdbeeren nicht den Rang ablaufen.

Erdbeer-Mascarpone-Eis

	Zutaten	Menge	g	Wunschmenge
1	Erdbeeren	378,00	g	410,04
2	Zitronensaft	10,00	g	10,85
3	Mascarpone	135,00	g	146,44
4	Vollmilch	90,00	g	97,63
5	Sahne, 30% Fett	130,00	g	141,02
6	Xylit	30,00	g	32,54
7	Erythrit	30,00	g	32,54
8	Xylit	56,00	g	60,75
9	Magermilchpulver	28,00	g	30,37
10	Inulin	33,00	g	35,80
11	JBK	1,85	g	2,00
12	Salz	0,01	g	0,01
	Gesamt	**921,86**	**g**	**1000,00**

159	17,9%	3,0%	4,6%	1,2
Kalorien	**Kohlenhydrate**	**Eiweiß**	**Ballaststoffe**	**Broteinheiten**

Zucker: 5,7% Fett: 10,6%

Eine feine Variante bietet das Erdbeer-Mascarpone-Eis. Sehr cremig, lecker und es hat eine tolle Konsistenz.

Erdbeer-Quark-Eis

	Zutaten	Menge	g	Wunschmenge
1	Erdbeeren	270,00	g	422,28
2	Zitronensaft	7,00	g	10,95
3	Quark 20%	115,00	g	179,86
4	Sahne, 30% Fett	115,00	g	179,86
5	Xylit	20,80	g	32,53
6	Erythrit	20,80	g	32,53
7	Xylit	38,50	g	60,21
8	Magermilchpulver	19,50	g	30,50
9	Inulin	31,50	g	49,27
10	JBK	1,28	g	2,00
11	Salz	0,01	g	0,01
	Gesamt	**639,38**	**g**	**1000,00**

124	17,6%	4,4%	5,9%	1,2
Kalorien	**Kohlenhydrate**	**Eiweiß**	**Ballaststoffe**	**Broteinheiten**

Zucker: 5,4% Fett: 6,5%

Eine wunderbar frische und leichte Variante ist das Erdbeer-Quark-Eis. Hier wurde die Vollmilch durch Quark ersetzt. Bei warmer Zubereitung den Quark erst nach dem Erhitzen zufügen. Eis mit Quark stelle ich immer kalt her.

Erdbeer-Südsee-Traum

	Zutaten	Menge	g	Wunschmenge
1	Erdbeeren	408,00	g	411,67
2	Kokosmilch	170,00	g	171,53
3	Vollmilch	170,00	g	171,53
4	Xylit	32,00	g	32,29
5	Erythrit	32,00	g	32,29
6	Xylit	59,00	g	59,53
7	Magermilchpulver	30,00	g	30,27
8	Inulin	80,00	g	80,72
9	JBK	1,98	g	2,00
10	Vanilleschote	1,10	g	1,11
11	Limettensaft	7,00	g	7,06
12	Salz	0,01	g	0,01
	Gesamt	**991,09**	**g**	**1000,00**

103	17,3%	2,3%	9,1%	1,2
Kalorien	**Kohlenhydrate**	**Eiweiß**	**Ballaststoffe**	**Broteinheiten**

Zucker: 5,5% Fett: 3,9%

Die exotische Variante vom Erdbeer-Eis ist ein Erdbeer-Südsee-Traum mit Koksnussmilch statt Sahne.

Erdbeer-Sorbet

	Zutaten	Menge	g	Wunschmenge
1	Erdbeeren	701	g	766,60
2	Xylit	29,5	g	32,26
3	Erythrit	29,5	g	32,26
4	Inulin	87,6	g	95,80
5	Xylit	57,0	g	62,33
6	JBK	1,8	g	2,00
7	Zitronensaft	8,0	g	8,75
	Gesamt	**914**	**g**	**1000,00**

69	16,9%	0,6%	11,3%	1,2
Kalorien	**Kohlenhydrate**	**Eiweiß**	**Ballaststoffe**	**Broteinheiten**

Zucker: 4,9% Fett: 0,3%

Die vorläufig letzte Variante mit Erdbeeren ist unser Erdbeer-Sorbet. Später folgt noch eine Variante mit Joghurt. Die verschiedenen Varianten mit Erdbeeren bilden beim Eis-Abitur einen echten Blockunterricht. An dieser Stelle werden wir noch einmal theoretisch:

Alle unsere Rezepte sind nach dem System 32 32 96 bilanziert. Fast ein Jahr haben wir in unserer Facebookgruppe Eis-Abitur getüftelt, um Low-Carb-Eis herzustellen. Ziel war es, ein Eis herzustellen, das nicht nur lecker schmeckt, es soll auch gefriertauglich sein, bekömmlich und es soll eine Konsistenz haben, die sich möglichst wenig vom herkömmlichen Eis mit Zucker unterscheidet. Das war gar nicht so einfach. Insbesondere der Aufbau der Trockenmasse stellte ein großes Problem dar. Anfangs haben wir dazu mit Eiweißpulver experimentiert. Mit Eiweißpulver haben wir den Anteil Trockenglukose ersetzt. Die Ergebnisse waren nicht schlecht, jedoch wurde die Eismasse so fröhlich, dass sie vor lauter Freude in der Eismaschine überschäumte. Das Problem haben wir gelöst, indem wir die Füllmenge der Eismaschine einfach verringert haben. Das war durchaus erfolgreich, insbesondere beim Low-Carb-Milch-Sahne-Eis, denn hier bildet z. B. auch Magermilchpulver einen guten Anteil Trockenmasse. Der Einsatz von Erythrit und Xylit bringt die nötige Süße und Gefrierhemmung, soweit waren die Ergebnisse schon recht gut. Bei der Lagerung in der Tiefkühle traten aber Probleme auf, denn der recht hohe Einsatz von Eiweißpulver schäumte das Eis sehr auf, was in der Tiefkühle dazu führte, dass die Konsistenz sich verschlechterte. Sorbets hatten den höchsten Anteil Eiweißpulver und diese Sorten verhielten sich aus der Tiefkühle heraus wie Schnee. Schnee mit Geschmack, schwer bis gar nicht portionierbar, da die Eiskugeln zerfielen. So richtig schön war das nicht. Also mussten wir weiter tüfteln. Mein persönliches Hauptaugenmerk war auch, dass unser Eis bekömmlich bleibt, im Vergleich zu Eis mit Zucker. Wir haben schon gelernt, dass die Zuckerersatzstoffe Xylit und Erythrit, bei übermäßigem Genuss, zu Verdauungsproblemen führen kann, wenn man die Zuckerersatzstoffe nicht gewöhnt ist. Auch Inulin kann sich negativ auf die Verdauung auswirken.

Schwierig, schwierig und als wäre das nicht genug, stellte sich bei unseren Versuchen heraus, dass Erythrit sich bei zu hoher Dosierung negativ auf die Gefriereigenschaften auswirkt, das Eis wird pappig und ab einer bestimmten Menge dreht sich die Gefrierhemmung von Erythrit ins Gegenteil um, es kristallisiert und das Eis wird in der Tiefkühle zum Ziegelstein.

Aufgeben war aber keine Option und so wurde weiter getüftelt. Es mussten Kompromisse her. Am Ende haben die Versuche die besten Ergebnisse erzielt, die nach dem System 32 32 96 erstellt wurden. Dabei geht man davon aus, dass 1.000g Eismasse mindestens 160g Trockenmasse enthalten müssen, um das richtige Verhältnis Wasser und Trockenmasse halbwegs zu erreichen. Eigentlich sind weitere 60g Trockenmasse nötig, die es auszufüllen gilt. Mit dem System 32 32 96 ist der Anfang gemacht. Die Zahlen stehen für 32g Xylit, 32g Erythrit und 96g Inulin. Die Menge 32g Xylit ist das Minimum Xylit, die Menge 32g Erythrit das Maximum Erythrit und die Menge 96g Inulin das absolute Maximum Inulin.

Fehlen noch 60g Trockenmasse und es fehlt Gefrierhemmung, denn bis jetzt bilden Xylit und Erythrit nur 64g der Eismasse und das reicht nicht bei der Lagerung in der Tiefkühle. Deshalb gibt es in unseren Rezepten, den Bilanzen, eine zweite Position Xylit. Diese nutzen wir, um die Trockenmasse aufzufüllen. Es hat sich herausgestellt, dass wir eine optimale Gefrierhemmung erzielen, wenn die zweite Menge Xylit 60g auf 1.000g Eismasse beträgt. Gleichzeitig ist die Süße in der Regel damit gut getroffen. Die Höchstmenge Inulin brachte die besten Ergebnisse, was die Konsistenz angeht. Mit diesem System wird sogar ein Sorbet perfekt, denn Sorbets haben den höchsten Wassergehalt, den wir auffüllen müssen.

Wenn ein Sorbet eine richtig gute Konsistenz hat, die Süße stimmt und die Gefrierhemmung perfekt ist, haben wir unser Ziel erreicht. Jetzt können wir an der Bekömmlichkeit arbeiten. Die Mengen Xylit und Erythrit können wir nicht verändern, denn sie liefern uns die nötige Süße und die Gefrierhemmung. Um das Eis bekömmlicher zu machen, können wir den Anteil Inulin verringern. Bei Milch-Sahne-Eis funktioniert das super, hier verringern wir den Anteil Inulin um den Anteil Magermilchpulver. Bei Joghurt-Eis wird es noch leichter, hier können wir das Inulin zusätzlich durch Joghurtpulver verringern. Beim Sorbet funktioniert das jedoch nicht. Sorbets sind daher die höchstmögliche Belastung der Verdauung, die unsere Rezepte liefern. Wer Inulin und Zuckeraustauschstoffe gewöhnt ist, hat damit oft weniger bis gar keine Probleme, andere merken die Wirkung allerdings, bei übermäßigem Genuss, doch deutlich. Und hier sind wir beim Thema Kompromisse, die man schließen muss. Wer empfindlich reagiert, ist gut beraten, Sorbets mit einem hohen Anteil Inulin Anfangs in Maßen zu genießen. Zwei bis drei Kugeln sind immer noch besser, als gar kein Eis genießen zu können. Gewöhnt sich die Verdauung an Inulin, kann man den Genuss steigern und wer die hohe Konzentration so gar nicht verträgt, verzichtet auf Sorbets. Ich kann aus eigener Erfahrung berichten, dass ich vor unseren Low Carb Versuchen keine Zuckerersatzstoffe zu mir genommen habe und auch Inulin nur in geringen Mengen. Ich habe aber nie Probleme gehabt, auch nicht beim Low-Carb-Sorbet mit hohem Anteil Inulin. Allerdings habe ich auch immer nur 2 bis 3 Kugeln am Tag davon genossen. In unserer Facebookgruppe Eis-Abitur habe ich Rückmeldungen bekommen, dass das Zitronensorbet nach dem System 32 32 96 eine gar durchschlagende Wirkung hatte. Auf Nachfrage stellte sich allerdings heraus, dass es munter in einer großen Menge weggeschleckt wurde, weil es so lecker ist. Das Zitronensorbet in der Low-Carb-Version ist noch einmal eine andere Hausnummer, weil die zweite Menge Xylit höher als 60g auf 1.000g Eismasse dosiert ist, da das Eis sonst zu sauer ist. Hier genießt man weniger, dann ist alles in Ordnung.

Um eine höchstmögliche Bekömmlichkeit zu erreichen, ist jedes unserer Rezepte einzeln bilanziert, immer mit dem Ziel, den Einsatz von Inulin möglichst gering zu halten.

Als Faustregel gilt:

10g bis 20g Inulin am Tag werden empfohlen.

20g bis 40g Inulin am Tag beeinflussen die Verdauung positiv, doch dann sollte man aufpassen.

Übertragen auf unser Eis heißt das, dass wir bei einem Sorbet mit einer Höchstmenge von 96g Inulin auf 1.000g Eismasse etwa 10g Inulin in 100g Eis vorfinden. Eine durchschnittliche Kugel Eis wiegt 50g, wir können also 2 bis

4 Kugeln Eis in der Regel gut vertragen. Das ist doch gar nicht mal so übel. Das Erdbeer-Milch-Sahne-Eis enthält auf 1.000g Eismasse nur noch 41g Inulin, da kann man schon die doppelte Menge, 4 bis 8 Kugeln genießen. Ja gut, da kommen jetzt noch die Auswirkungen der Zuckerersatzstoffe hinzu, aber selbst wenn wir die Mengen beim Eisgenuss halbieren, ist das noch immer besser als gar kein Eis genießen zu können. Und allen empfindlichen Usern sei gesagt, dass man den Genuss steigern kann, wenn die Verdauung sich an unser Low-Carb-Eis gewöhnt.

Anhand der Menge Inulin in den Rezepten könnt Ihr also erkennen, welche Sorten sehr gut bekömmlich sind und bei welchen man eher vorsichtig sein muss. Es gibt ausreichend Sorten, die kommen mit 12g Inulin auf 1.000g Eismasse aus und einige liegen sogar darunter. So wie das folgende Rezept, das Bananen Eis.

Bananen-Eis

	Zutaten	Menge	g	Wunschmenge
1	Bananen	390,00	g	405,01
2	Sahne, 30% Fett	150,00	g	155,77
3	Vollmilch	250,00	g	259,62
4	Xylit	31,00	g	32,19
5	Erythrit	31,00	g	32,19
6	Xylit	58,00	g	60,23
7	Magermilchpulver	29,00	g	30,12
8	Inulin	10,00	g	10,38
9	JBK	1,93	g	2,00
10	Zitronensaft	12,00	g	12,46
11	Salz	0,01	g	0,01
	Gesamt	**962,94**	**g**	**1000,00**

137	24,2%	2,8%	2,0%	1,8
Kalorien	**Kohlenhydrate**	**Eiweiß**	**Ballaststoffe**	**Broteinheiten**

Zucker: 10,9% Fett: 5,7%

Sehr reife Bananen verwenden, sie können ruhig schon dunkle Stellen auf der Schale haben, aber nicht auf der Frucht. Zu frische Bananen enthalten zu wenig Geschmack und zu viel Stärke. Zu viel Stärke sorgt für zu viel Bindung, das Bananen-Eis wird schleimig und gummiartig. Bananen mit etwas Zitronensaft pürieren und erst nach dem Reifen in die Eismasse geben, mixen und ab damit in die Eismaschine, damit die Bananen nicht oxidieren und das Eis eine schöne Farbe erhält.

Himbeer-Eis

	Zutaten	Menge	g	Wunschmenge
1	Himbeeren	400,00	g	400,00
2	Sahne, 30% Fett	200,00	g	200,00
3	Vollmilch	200,00	g	200,00
4	Xylit	32,00	g	32,00
5	Erythrit	32,00	g	32,00
6	Xylit	60,00	g	60,00
7	Magermilchpulver	30,00	g	30,00
8	Inulin	34,00	g	34,00
9	JBK	2,00	g	2,00
10	Zitronensaft	10,00	g	10,00
11	Salz	0,01	g	0,01
	Gesamt	1000,01	g	1000,00

126	17,4%	2,8%	5,4%	1,2
Kalorien	Kohlenhydrate	Eiweiß	Ballaststoffe	Broteinheiten

Zucker: 5,4% Fett: 6,9%

Beim Himbeer-Eis muss man sich entscheiden, ob man die feinen Kerne der Früchte im Eis haben möchte oder nicht. Passiert man die Früchte durch ein feines Sieb, entfernt man die Kerne erfolgreich. Die angegebene Menge versteht sich dann ohne Kerne. Man muss also mehr als 400g Himbeeren passieren, um 400g kernlose Frucht zu erhalten.

Himbeer-Quark-Eis

	Zutaten	Menge	g	Wunschmenge
1	Himbeeren	240,00	g	416,60
2	Zitronensaft	7,00	g	12,15
3	Quark 20%	115,00	g	199,62
4	Sahne, 30% Fett	115,00	g	199,62
5	Xylit	18,47	g	32,06
6	Erythrit	18,47	g	32,06
7	Xylit	35,00	g	60,75
8	Magermilchpulver	17,00	g	29,51
9	Inulin	9,00	g	15,62
10	JBK	1,15	g	2,00
11	Salz	0,01	g	0,01
	Gesamt	**576,10**	**g**	**1000,00**

Kalorien	Kohlenhydrate	Eiweiß	Ballaststoffe	Broteinheiten
125	17,4%	4,9%	3,7%	1,2

Zucker: 4,9% Fett: 7,2%

So langsam wisst Ihr wie es geht: Zubereitungsart wählen und bei Bedarf die Himbeeren passieren.

Himbeer-Südsee Traum

	Zutaten	Menge	g	Wunschmenge
1	Himbeeren	420,00	g	411,70
2	Kokosmilch	200,00	g	196,05
3	Vollmilch	180,00	g	176,44
4	Xylit	33,00	g	32,35
5	Erythrit	33,00	g	32,35
6	Xylit	63,00	g	61,76
7	Magermilchpulver	31,00	g	30,39
8	Inulin	48,00	g	47,05
9	JBK	2,04	g	2,00
10	Vanilleschote	1,10	g	1,08
11	Limettensaft	9,00	g	8,82
12	Salz	0,01	g	0,01
	Gesamt	**1020,15**	**g**	**1000,00**

102	17,4%	2,5%	6,8%	1,2
Kalorien	**Kohlenhydrate**	**Eiweiß**	**Ballaststoffe**	**Broteinheiten**

Zucker: 5,1% Fett: 4,3%

Himbeer-Sorbet

	Zutaten	Menge	g	Wunschmenge
1	Himbeeren	700	g	817,08
2	Xylit	27,5	g	32,10
3	Erythrit	27,5	g	32,10
4	Inulin	40,0	g	46,69
5	Xylit	52,0	g	60,70
6	JBK	1,7	g	2,00
7	Zitronensaft	8,0	g	9,34
	Gesamt	**857**	**g**	**1000,00**

69	15,6%	1,0%	13,3%	1,0
Kalorien	**Kohlenhydrate**	**Eiweiß**	**Ballaststoffe**	**Broteinheiten**

Zucker: 4,3% Fett: 0,3%

Johannisbeer-Eis

	Zutaten	Menge	g	Wunschmenge
1	Johannisbeeren	340,00	g	432,52
2	Zitronensaft	8,00	g	10,18
3	Vollmilch	150,00	g	190,82
4	Sahne, 30% Fett	150,00	g	190,82
5	Xylit	25,00	g	31,80
6	Erythrit	25,00	g	31,80
7	Xylit	47,00	g	59,79
8	Magermilchpulver	23,50	g	29,90
9	Inulin	16,00	g	20,35
10	JBK	1,57	g	2,00
11	Salz	0,01	g	0,01
	Gesamt	786,08	g	1000,00

124	21,4%	2,9%	4,1%	1,5
Kalorien	Kohlenhydrate	Eiweiß	Ballaststoffe	Broteinheiten

Zucker: 6,3% Fett: 6,5%

Johannisbeer-Sorbet

	Zutaten	Menge	g	Wunschmenge
1	Johannisbeeren	700	g	804,84
2	Xylit	28,0	g	32,19
3	Erythrit	28,0	g	32,19
4	Inulin	50,0	g	57,49
5	Xylit	54,0	g	62,09
6	JBK	1,7	g	2,00
7	Zitronensaft	8,0	g	9,20
	Gesamt	870	g	1000,00

71	23,9%	1,1%	9,4%	1,7
Kalorien	Kohlenhydrate	Eiweiß	Ballaststoffe	Broteinheiten

Zucker: 6,1% Fett: 0,2%

Kirsch-Eis

	Zutaten	Menge	g	Wunschmenge
1	Kirschen	317,00	g	418,36
2	Vollmilch	150,00	g	197,96
3	Sahne, 30% Fett	150,00	g	197,96
4	Xylit	24,00	g	31,67
5	Erythrit	24,00	g	31,67
6	Xylit	45,00	g	59,39
7	Magermilchpulver	23,00	g	30,35
8	Inulin	17,50	g	23,10
9	Vanilleschote	0,70	g	0,92
10	Zitronensaft	5,00	g	6,60
11	Salz	0,01	g	0,01
12	JBK	1,52	g	2,00
	Gesamt	**757,73**	**g**	**1000,00**

134	20,9%	2,7%	3,3%	1,5
Kalorien	Kohlenhydrate	Eiweiß	Ballaststoffe	Broteinheiten

Zucker: 8,3% Fett: 6,8%

Kirsch-Quark-Eis

	Zutaten	Menge	g	Wunschmenge
1	Kirschen	240,00	g	419,51
2	Zitronensaft	7,00	g	12,24
3	Quark 20%	115,00	g	201,02
4	Sahne, 30% Fett	115,00	g	201,02
5	Xylit	18,47	g	32,29
6	Erythrit	18,47	g	32,29
7	Xylit	35,00	g	61,18
8	Magermilchpulver	17,00	g	29,72
9	Inulin	5,00	g	8,74
10	JBK	1,14	g	2,00
11	Salz	0,01	g	0,01
	Gesamt	**572,09**	**g**	**1000,00**

135	21,1%	4,8%	1,8%	1,5
Kalorien	Kohlenhydrate	Eiweiß	Ballaststoffe	Broteinheiten

Zucker: 7,8% Fett: 7,2%

Kirsch-Sorbet

	Zutaten	Menge	g	Wunschmenge
1	Kirschen	700	g	829,69
2	Xylit	27,0	g	32,00
3	Erythrit	27,0	g	32,00
4	Inulin	30,0	g	35,56
5	Xylit	50,0	g	59,26
6	JBK	1,7	g	2,00
7	Zitronensaft	8,0	g	9,48
	Gesamt	**844**	**g**	**1000,00**

81	23,4%	0,8%	5,3%	1,7
Kalorien	Kohlenhydrate	Eiweiß	Ballaststoffe	Broteinheiten

Zucker: 10% Fett: 0,3%

Kirsch-Bananen-Eis

	Zutaten	Menge	g	Wunschmenge
1	Kirschen	160,00	g	201,97
2	Bananen	160,00	g	201,97
3	Vanilleschote	0,80	g	1,01
4	Vollmilch	180,00	g	227,22
5	Sahne, 30% Fett	160,00	g	201,97
6	Xylit	25,40	g	32,06
7	Erythrit	25,40	g	32,06
8	Xylit	48,00	g	60,59
9	Inulin	8,00	g	10,10
10	JBK	1,58	g	2,00
11	Zitronensaft	5,00	g	6,31
12	Magermilchpulver	18,00	g	22,72
13	Salz	0,01	g	0,01
	Gesamt	**792,19**	**g**	**1000,00**

138	22,3%	2,6%	2,0%	1,6
Kalorien	Kohlenhydrate	Eiweiß	Ballaststoffe	Broteinheiten

Zucker: 9,1% Fett: 7,0%

Kiwi-Eis

	Zutaten	Menge	g	Wunschmenge
1	Kiwi	408,00	g	412,13
2	Sahne, 30% Fett	200,00	g	202,02
3	Vollmilch	200,00	g	202,02
4	Xylit	32,00	g	32,32
5	Erythrit	32,00	g	32,32
6	Xylit	60,00	g	60,61
7	Magermilchpulver	30,00	g	30,30
8	Inulin	16,00	g	16,16
9	JBK	1,98	g	2,00
10	Zitronensaft	10,00	g	10,10
11	Salz	0,01	g	0,01
	Gesamt	**989,99**	**g**	**1000,00**

134	20,0%	2,8%	3,4%	1,4
Kalorien	Kohlenhydrate	Eiweiß	Ballaststoffe	Broteinheiten

Zucker: 7,7% Fett: 7%

Kiwi-Quark-Eis

	Zutaten	Menge	g	Wunschmenge
1	Kiwi	240,00	g	419,15
2	Zitronensaft	7,00	g	12,23
3	Quark 20%	115,00	g	200,84
4	Sahne, 30% Fett	115,00	g	200,84
5	Xylit	18,47	g	32,26
6	Erythrit	18,47	g	32,26
7	Xylit	34,50	g	60,25
8	Magermilchpulver	17,00	g	29,69
9	Inulin	6,00	g	10,48
10	JBK	1,14	g	2,00
11	Salz	0,01	g	0,01
	Gesamt	572,59	g	1000,00

135	19,8%	4,8%	2,8%	1,3
Kalorien	Kohlenhydrate	Eiweiß	Ballaststoffe	Broteinheiten

Zucker: 7,3% Fett: 7,3%

Granatapfel-Sorbet

	Zutaten	Menge	g	Wunschmenge
1	Granatapfelsaft	410	g	837,96
2	Xylit	15,65	g	31,99
3	Erythrit	15,7	g	31,99
4	Xylit	29,0	g	59,27
5	Inulin	14,0	g	28,61
6	Salz	0,0	g	0,01
7	JBK	1,0	g	2,00
8	Zitronensaft	4,0	g	8,18
	Gesamt	489	g	1000,00

95	25,8%	0,6%	4,9%	1,9
Kalorien	Kohlenhydrate	Eiweiß	Ballaststoffe	Broteinheiten

Zucker: 13,7% Fett: 0,2%

Ananas-Eis

	Zutaten	Menge	g	Wunschmenge
1	Ananas	400,00	g	406,72
2	Sahne, 30% Fett	200,00	g	203,36
3	Vollmilch	200,00	g	203,36
4	Xylit	32,00	g	32,54
5	Erythrit	32,00	g	32,54
6	Xylit	60,00	g	61,01
7	Magermilchpulver	30,00	g	30,50
8	Inulin	27,50	g	27,96
9	JBK	1,97	g	2,00
10	Salz	0,01	g	0,01
	Gesamt	**983,48**	**g**	**1000,00**

132	21,0%	2,6%	3,5%	1,4
Kalorien	**Kohlenhydrate**	**Eiweiß**	**Ballaststoffe**	**Broteinheiten**

Zucker: 7,5% Fett: 6,9%

Hier muss man frische Früchte blanchieren!

Ananas-Quark-Eis

	Zutaten	Menge	g	Wunschmenge
1	Ananas	240,00	g	417,32
2	Zitronensaft	7,00	g	12,17
3	Quark 20%	115,00	g	199,97
4	Sahne, 30% Fett	115,00	g	199,97
5	Xylit	18,47	g	32,12
6	Erythrit	18,47	g	32,12
7	Xylit	35,00	g	60,86
8	Magermilchpulver	17,00	g	29,56
9	Inulin	8,00	g	13,91
10	JBK	1,15	g	2,00
11	Salz	0,01	g	0,01
	Gesamt	**575,10**	**g**	**1000,00**

Kalorien	Kohlenhydrate	Eiweiß	Ballaststoffe	Broteinheiten
131	20,9%	4,6%	2,1%	1,4

Zucker: 7,1% Fett: 7,1%

Blanchieren der frischen Früchte nicht vergessen!

Ananas-Mango-Südsee-Traum

	Zutaten	Menge	g	Wunschmenge
1	Ananas	220,00	g	209,29
2	Mango	220,00	g	209,29
3	Kokosmilch	200,00	g	190,27
4	Vollmilch	190,00	g	180,75
5	Xylit	33,50	g	31,87
6	Erythrit	33,50	g	31,87
7	Xylit	65,00	g	61,84
8	Magermilchpulver	32,00	g	30,44
9	Inulin	46,00	g	43,76
10	JBK	2,10	g	2,00
11	Vanilleschote	1,04	g	0,99
12	Limettensaft	8,00	g	7,61
13	Salz	0,01	g	0,01
	Gesamt	**1051,15**	**g**	**1000,00**

110	20,7%	2,2%	5,2%	1,4
Kalorien	**Kohlenhydrate**	**Eiweiß**	**Ballaststoffe**	**Broteinheiten**

Zucker: 7,8% Fett: 4,2%

Ananas-Sorbet

	Zutaten	Menge	g	Wunschmenge
1	Ananas	700	g	823,82
2	Xylit	27,5	g	32,36
3	Erythrit	27,5	g	32,36
4	Inulin	35,0	g	41,19
5	Xylit	51,0	g	60,02
6	JBK	1,7	g	2,00
7	Zitronensaft	7,0	g	8,24
	Gesamt	**850**	**g**	**1000,00**

73	23,3%	0,4%	5,4%	1,6
Kalorien	Kohlenhydrate	Eiweiß	Ballaststoffe	Broteinheiten

Zucker: 8,6% Fett: 0,1%

Brombeer-Eis

	Zutaten	Menge	g	Wunschmenge
1	Brombeeren	411,00	g	400,17
2	Sahne, 30% Fett	200,00	g	194,73
3	Vollmilch	200,00	g	194,73
4	Xylit	32,00	g	31,16
5	Erythrit	32,00	g	31,16
6	Xylit	69,00	g	67,18
7	Magermilchpulver	31,00	g	30,18
8	Inulin	40,00	g	38,95
9	JBK	2,05	g	2,00
10	Zitronensaft	10,00	g	9,74
11	Salz	0,01	g	0,01
	Gesamt	**1027,06**	**g**	**1000,00**

125	17,1%	2,8%	6,7%	1,2
Kalorien	Kohlenhydrate	Eiweiß	Ballaststoffe	Broteinheiten

Zucker: 4,5% Fett: 7,0%

Brombeer-Quark-Eis

	Zutaten	Menge	g	Wunschmenge
1	Brombeeren	230,00	g	403,16
2	Zitronensaft	7,00	g	12,27
3	Quark 20%	115,00	g	201,58
4	Sahne, 30% Fett	115,00	g	201,58
5	Xylit	18,47	g	32,38
6	Erythrit	18,47	g	32,38
7	Xylit	34,40	g	60,30
8	Magermilchpulver	17,00	g	29,80
9	Inulin	14,00	g	24,54
10	JBK	1,14	g	2,00
11	Salz	0,01	g	0,01
	Gesamt	**570,49**	**g**	**1000,00**

125	16,5%	4,9%	5,3%	1,1
Kalorien	Kohlenhydrate	Eiweiß	Ballaststoffe	Broteinheiten

Zucker: 4,1% Fett: 7,5%

Brombeer-Sorbet

	Zutaten	Menge	g	Wunschmenge
1	Brombeeren	700	g	802,07
2	Xylit	28,0	g	32,08
3	Erythrit	28,0	g	32,08
4	Inulin	53,0	g	60,73
5	Xylit	54,0	g	61,87
6	JBK	1,7	g	2,00
7	Zitronensaft	8,0	g	9,17
	Gesamt	**873**	**g**	**1000,00**

61	14,8%	1,0%	11,5%	0,9
Kalorien	Kohlenhydrate	Eiweiß	Ballaststoffe	Broteinheiten

Zucker: 2,7% Fett: 0,8%

Milch-Eis

	Zutaten	Menge	g	Wunschmenge
1	Vollmilch	400,00	g	526,64
2	Sahne, 30% Fett	225,00	g	296,24
3	Xylit	24,00	g	31,60
4	Erythrit	24,00	g	31,60
5	Magermilchpulver	23,00	g	30,28
6	Xylit	45,00	g	59,25
7	Inulin	17,00	g	22,38
8	JBK	1,52	g	2,00
9	Salz	0,01	g	0,01
	Gesamt	759,53	g	1000,00

158	17,1%	3,7%	2,4%	1,2
Kalorien	Kohlenhydrate	Eiweiß	Ballaststoffe	Broteinheiten

Zucker: 5,2% Fett: 10,8%

Mokka-Eis

	Zutaten	Menge	g	Wunschmenge
1	Mokka	230,00	g	353,35
2	Vollmilch	140,00	g	215,08
3	Sahne, 30% Fett	120,00	g	184,36
4	Xylit	21,00	g	32,26
5	Erythrit	21,00	g	32,26
6	Xylit	39,50	g	60,68
7	Magermilchpulver	19,60	g	30,11
8	Inulin	58,50	g	89,87
9	JBK	1,30	g	2,00
10	Salz	0,01	g	0,01
	Gesamt	650,91	g	1000,00

123	18,7%	2,7%	9,1%	1,3
Kalorien	Kohlenhydrate	Eiweiß	Ballaststoffe	Broteinheiten

Zucker: 3,9% Fett: 6,4%

Nimmt man statt Mokka Espresso, erhält man ein
Cappuccino-Eis!

Mokka-Schokoladen-Eis

	Zutaten	Menge	g	Wunschmenge
1	Mokka	380,00	g	329,33
2	Vollmilch	200,00	g	173,33
3	Sahne, 30% Fett	200,00	g	173,33
4	Xylit	37,27	g	32,30
5	Erythrit	37,27	g	32,30
6	Xylit	70,00	g	60,67
7	Magermilchpulver	35,00	g	30,33
8	Inulin	12,00	g	10,40
9	JBK	2,31	g	2,00
10	Callebaut 703038	180,00	g	156,00
11	Salz	0,01	g	0,01
	Gesamt	**1153,86**	**g**	**1000,00**

185	25,4%	3,3%	1,4%	2,0
Kalorien	**Kohlenhydrate**	**Eiweiß**	**Ballaststoffe**	**Broteinheiten**

Zucker: 9,7% Fett: 11,7%

Sauerrahm-Eis

	Zutaten	Menge	g	Wunschmenge
1	Saure Sahne, 10% Fett	365,00	g	587,53
2	Sahne, 30% Fett	55,00	g	88,53
3	Vollmilch	55,00	g	88,53
4	Xylit	20,00	g	32,19
5	Erythrit	20,00	g	32,19
6	Xylit	38,00	g	61,17
7	Magermilchpulver	19,00	g	30,58
8	Inulin	30,50	g	49,09
9	JBK	1,24	g	2,00
10	Zitronensaft	17,50	g	28,17
11	Salz	0,01	g	0,01
	Gesamt	621,25	g	1000,00

146	16,6%	2,9%	5,1%	1,1
Kalorien	Kohlenhydrate	Eiweiß	Ballaststoffe	Broteinheiten

Zucker: 4,4% Fett: 8,9%

Rhabarber-Eis

	Zutaten	Menge	g	Wunschmenge
1	Rhabarber	404,87	g	413,74
2	Zitronensaft	8,47	g	8,66
3	Vollmilch	147,22	g	150,45
4	Sahne, 30% Fett	184,03	g	188,06
5	Xylit	31,50	g	32,19
6	Erythrit	31,50	g	32,19
7	Xylit	64,00	g	65,40
8	Magermilchpulver	30,00	g	30,66
9	Inulin	75,00	g	76,64
10	JBK	1,96	g	2,00
11	Salz	0,01	g	0,01
	Gesamt	**978,56**	**g**	**1000,00**

121	16,4%	2,4%	8,8%	1,1
Kalorien	**Kohlenhydrate**	**Eiweiß**	**Ballaststoffe**	**Broteinheiten**

Zucker: 3,5% Fett: 6,2%

Rhabarber-Quark-Eis

	Zutaten	Menge	g	Wunschmenge
1	Rhabarber	227,00	g	384,95
2	Zitronensaft	4,00	g	6,78
3	Quark 20%	115,00	g	195,02
4	Sahne, 30% Fett	115,00	g	195,02
5	Xylit	19,00	g	32,22
6	Erythrit	19,00	g	32,22
7	Xylit	40,00	g	67,83
8	Magermilchpulver	18,00	g	30,52
9	Inulin	31,50	g	53,42
10	JBK	1,18	g	2,00
11	Salz	0,01	g	0,01
	Gesamt	589,68	g	1000,00

124	16,6%	4,5%	6,4%	1,1
Kalorien	Kohlenhydrate	Eiweiß	Ballaststoffe	Broteinheiten

Zucker: 3,2% Fett: 6,9%

Rhabarber-Sorbet

	Zutaten	Menge	g	Wunschmenge
1	Rhabarber	400	g	735,18
2	Xylit	17,5	g	32,16
3	Erythrit	17,5	g	32,16
4	Inulin	52,0	g	95,57
5	Xylit	52,0	g	95,57
6	JBK	1,1	g	2,00
7	Zitronensaft	4,0	g	7,35
	Gesamt	544	g	1000,00

62	17,0%	0,5%	11,4%	1,1
Kalorien	Kohlenhydrate	Eiweiß	Ballaststoffe	Broteinheiten

Zucker: 0,8% Fett: 0,1%

Cheesecake-Eis

	Zutaten	Menge	g	Wunschmenge
1	Vanilleschote	2,80	g	2,29
2	Philadelphia	190,00	g	155,20
3	Zitronensaft	10,00	g	8,17
4	Vollmilch	410,00	g	334,90
5	Sahne, 30% Fett	200,00	g	163,36
6	Xylit	40,00	g	32,67
7	Erythrit	40,00	g	32,67
8	Xylit	74,00	g	60,44
9	Magermilchpulver	39,00	g	31,86
10	Inulin	16,00	g	13,07
11	JBK	2,45	g	2,00
12	Salz	0,01	g	0,01
13	Saure Sahne, 10% Fett	200,00	g	163,36
	Gesamt	**1224,26**	**g**	**1000,00**

161	17,5%	4,0%	1,6%	1,2
Kalorien	Kohlenhydrate	Eiweiß	Ballaststoffe	Broteinheiten

Zucker: 5,2% Fett: 11,0%

Cheesecake-Erdbeer-Rhabarber-Eis

	Zutaten	Menge	g	Wunschmenge
1	Vanilleschote	4,00	g	2,64
2	Philadelphia	190,00	g	125,58
3	Zitronensaft	10,00	g	6,61
4	Vollmilch	150,00	g	99,14
5	Sahne, 30% Fett	200,00	g	132,18
6	Xylit	49,00	g	32,39
7	Erythrit	49,00	g	32,39
8	Xylit	91,00	g	60,14
9	Magermilchpulver	46,00	g	30,40
10	Inulin	71,00	g	46,93
11	JBK	3,03	g	2,00
12	Salz	0,01	g	0,01
13	Saure Sahne, 10% Fett	200,00	g	132,18
14	Rhabarber	200,00	g	132,18
15	Erdbeeren	250,00	g	165,23
	Gesamt	1513,04	g	1000,00

140	17,0%	3,1%	5,6%	1,1
Kalorien	Kohlenhydrate	Eiweiß	Ballaststoffe	Broteinheiten

Zucker: 4,8% Fett: 8,4%

Cheesecake-Himbeer-Eis

	Zutaten	Menge	g	Wunschmenge
1	Vanilleschote	4,00	g	2,15
2	Philadelphia	190,00	g	102,28
3	Zitronensaft	10,00	g	5,38
4	Vollmilch	150,00	g	80,74
5	Sahne, 30% Fett	200,00	g	107,66
6	Xylit	60,00	g	32,30
7	Erythrit	60,00	g	32,30
8	Xylit	112,00	g	60,29
9	Magermilchpulver	56,00	g	30,14
10	Inulin	56,00	g	30,14
11	JBK	3,72	g	2,00
12	Salz	0,01	g	0,01
13	Saure Sahne, 10% Fett	200,00	g	107,66
14	Himbeeren	756,00	g	406,95
	Gesamt	**1857,73**	**g**	**1000,00**

127	17,5%	3,0%	5,2%	1,2
Kalorien	Kohlenhydrate	Eiweiß	Ballaststoffe	Broteinheiten

Zucker: 5,4% Fett: 6,9%

Cheesecake-Pfirsich-Himbeer-Eis

	Zutaten	Menge	g	Wunschmenge
1	Vanilleschote	4,00	g	2,22
2	Philadelphia	190,00	g	105,23
3	Zitronensaft	10,00	g	5,54
4	Vollmilch	115,00	g	63,69
5	Sahne, 30% Fett	200,00	g	110,77
6	Xylit	58,00	g	32,12
7	Erythrit	58,00	g	32,12
8	Xylit	110,00	g	60,92
9	Magermilchpulver	56,00	g	31,01
10	Inulin	61,00	g	33,78
11	JBK	3,61	g	2,00
12	Salz	0,01	g	0,01
13	Saure Sahne, 10% Fett	200,00	g	110,77
14	Pfirsich, frisch	370,00	g	204,92
15	Himbeeren	370,00	g	204,92
	Gesamt	**1805,62**	**g**	**1000,00**

131	18,4%	2,9%	5,0%	1,2
Kalorien	**Kohlenhydrate**	**Eiweiß**	**Ballaststoffe**	**Broteinheiten**

Zucker: 6,1% Fett: 7,0%

Cheesecake-Zitronen-Eis

	Zutaten	Menge	g	Wunschmenge
1	Vanilleschote	4,00	g	3,01
2	Philadelphia	190,00	g	143,05
3	Zitronensaft	220,00	g	165,63
4	Vollmilch	270,00	g	203,28
5	Sahne, 30% Fett	200,00	g	150,58
6	Xylit	42,56	g	32,04
7	Erythrit	43,00	g	32,37
8	Xylit	85,00	g	64,00
9	Magermilchpulver	40,00	g	30,12
10	Inulin	31,00	g	23,34
11	JBK	2,66	g	2,00
12	Salz	0,01	g	0,01
13	Saure Sahne, 10% Fett	200,00	g	150,58
	Gesamt	**1328,22**	**g**	**1000,00**

153	18,2%	3,5%	2,8%	1,1
Kalorien	Kohlenhydrate	Eiweiß	Ballaststoffe	Broteinheiten

Zucker: 5,0% Fett: 9,9%

Buttermilch-Eis Fränkische Schweiz

	Zutaten	Menge	g	Wunschmenge
1	Brombeeren	90,00	g	104,32
2	Johannisbeeren	90,00	g	104,32
3	Heidelbeeren	90,00	g	104,32
4	Himbeeren	90,00	g	104,32
5	Buttermilch	230,00	g	266,59
6	Sahne, 30% Fett	60,00	g	69,55
7	Xylit	28,00	g	32,45
8	Erythrit	28,00	g	32,45
9	Xylit	54,00	g	62,59
10	Magermilchpulver	26,00	g	30,14
11	Inulin	65,00	g	75,34
12	JBK	1,73	g	2,00
13	Zitronensaft	10,00	g	11,59
14	Salz	0,01	g	0,01
	Gesamt	**862,74**	**g**	**1000,00**

96	18,6%	2,6%	9,8%	1,3
Kalorien	Kohlenhydrate	Eiweiß	Ballaststoffe	Broteinheiten

Zucker: 5,8% Fett: 2,5%

Erdnuss-Eis

	Zutaten	Menge	g	Wunschmenge
1	Vollmilch	500,00	g	515,82
2	Sahne, 30% Fett	200,00	g	206,33
3	Erdnussbutter	110,00	g	113,48
4	Xylit	30,94	g	31,92
6	Magermilchpulver	29,50	g	30,43
7	Erythrit	30,94	g	31,92
8	Xylit	60,00	g	61,90
9	JBK	1,94	g	2,00
10	Inulin	6,00	g	6,19
11	Salz	0,01	g	0,01
	Gesamt	**969,33**	**g**	**1000,00**

196	19,4%	6,2%	1,4%	1,4
Kalorien	**Kohlenhydrate**	**Eiweiß**	**Ballaststoffe**	**Broteinheiten**

Zucker: 5,5% Fett: 13,7%

Erdnuss-Eis salzig

	Zutaten	Menge	g	Wunschmenge
1	Vollmilch	570,00	g	689,36
2	Sahne, 30% Fett	50,00	g	60,47
3	Erdnüsse geröstet gesalz(	90,00	g	108,85
4	Xylit	26,50	g	32,05
6	Erythrit	26,50	g	32,05
7	Xylit	50,00	g	60,47
8	Salz	4,20	g	5,08
9	JBK	1,65	g	2,00
10	Inulin	8,00	g	9,68
	Gesamt	**826,85**	**g**	**1000,00**

152	17,4%	5,2%	1,9%	1,2
Kalorien	**Kohlenhydrate**	**Eiweiß**	**Ballaststoffe**	**Broteinheiten**

Zucker: 4,0% Fett: 9,9%

Fior di Latte

	Zutaten	Menge	g	Wunschmenge
1	Mascarpone	135,00	g	148,71
2	Vollmilch	500,00	g	550,77
3	Sahne, 30% Fett	120,00	g	132,18
4	Xylit	29,00	g	31,94
5	Erythrit	29,00	g	31,94
6	Xylit	55,00	g	60,58
7	Magermilchpulver	28,00	g	30,84
8	Inulin	10,00	g	11,02
9	JBK	1,82	g	2,00
10	Salz	0,01	g	0,01
	Gesamt	**907,83**	**g**	**1000,00**

168	17,6%	4,2%	1,2%	1,2
Kalorien	Kohlenhydrate	Eiweiß	Ballaststoffe	Broteinheiten

Zucker: 5,4% Fett: 11,8%

Feigen-Eis

	Zutaten	Menge	g	Wunschmenge
1	Feigen	600,00	g	420,29
2	Vollmilch	300,00	g	210,15
3	Sahne, 30% Fett	250,00	g	175,12
4	Xylit	45,80	g	32,08
5	Erythrit	45,80	g	32,08
6	Magermilchpulver	43,00	g	30,12
7	Inulin	41,00	g	28,72
8	JBK	2,85	g	2,00
9	Zimt	1,11	g	0,78
10	Zitronensaft	12,00	g	8,41
11	Xylit	86,00	g	60,24
12	Salz	0,01	g	0,01
	Gesamt	**1427,57**	**g**	**1000,00**

131	27,4%	3,1%	4,8%	1,5
Kalorien	Kohlenhydrate	Eiweiß	Ballaststoffe	Broteinheiten

Zucker: 7,6% Fett: 6,2%

Feigen-Portwein-Eis

	Zutaten	Menge	g	Wunschmenge
1	Feigen	500,00	g	377,30
2	Vollmilch	220,00	g	166,01
3	Sahne, 30% Fett	250,00	g	188,65
4	Xylit	42,58	g	32,13
5	Erythrit	42,58	g	32,13
6	Magermilchpulver	39,00	g	29,43
7	Inulin	38,00	g	28,67
8	JBK	2,65	g	2,00
9	Zimt	1,40	g	1,06
10	Zitronensaft	10,00	g	7,55
11	Xylit	79,00	g	59,61
12	Portwein, rot	100,00	g	75,46
13	Salz	0,01	g	0,01
	Gesamt	**1325,22**	**g**	**1000,00**

141	29,7%	3,0%	4,6%	1,5
Kalorien	**Kohlenhydrate**	**Eiweiß**	**Ballaststoffe**	**Broteinheiten**

Zucker: 7,7% Fett: 6,5%

Feigen-Walnuss-Eis

	Zutaten	Menge	g	Wunschmenge
1	Feigen	450,00	g	280,77
2	Walnuss	150,00	g	93,59
3	Ahornsirup	40,00	g	24,96
4	Sahne, 30% Fett	350,00	g	218,38
5	Vollmilch	350,00	g	218,38
6	Xylit	51,74	g	32,28
7	Erythrit	51,74	g	32,28
8	Xylit	97,00	g	60,52
9	Magermilchpulver	49,00	g	30,57
10	Inulin	10,00	g	6,24
11	JBK	3,24	g	2,02
12	Salz	0,01	g	0,01
	Gesamt	**1602,74**	**g**	**1000,00**

198	22,5%	4,2%	2,6%	1,6
Kalorien	**Kohlenhydrate**	**Eiweiß**	**Ballaststoffe**	**Broteinheiten**

Zucker: 8,1% Fett: 13,3%

Spickzettel Nüsse im Eis beachten!

Haselnuss-Eis

	Zutaten	Menge	g	Wunschmenge
1	Vollmilch	750,00	g	516,91
2	Sahne, 30% Fett	300,00	g	206,76
3	Haselnussmus	183,00	g	126,13
4	Erythrit	46,00	g	31,70
5	Xylit	46,00	g	31,70
6	Magermilchpulver	30,00	g	20,68
7	Xylit	86,00	g	59,27
8	Inulin	7,00	g	4,82
9	JBK	2,91	g	2,00
10	Salz	0,02	g	0,01
	Gesamt	**1450,93**	**g**	**1000,00**

211	17,1%	5,2%	1,3%	1,2
Kalorien	Kohlenhydrate	Eiweiß	Ballaststoffe	Broteinheiten

Zucker: 5,0% Fett: 16,1%

Zimt-Eis

	Zutaten	Menge	g	Wunschmenge
1	Vollmilch	325,00	g	412,16
2	Sahne, 30% Fett	325,00	g	412,16
3	Xylit	25,50	g	32,34
4	Erythrit	25,50	g	32,34
5	Magermilchpulver	24,00	g	30,44
6	Xylit	48,00	g	60,87
7	Inulin	10,00	g	12,68
8	JBK	1,58	g	2,00
9	Zimt	3,94	g	5,00
10	Salz	0,01	g	0,01
	Gesamt	**788,53**	**g**	**1000,00**

184	17,6%	3,7%	1,7%	1,2
Kalorien	Kohlenhydrate	Eiweiß	Ballaststoffe	Broteinheiten

Zucker: 5,0% Fett: 13,9%

Zimt bei Bedarf anpassen.

Goldene-Milch-Eis

	Zutaten	Menge	g	Wunschmenge
1	Vollmilch	325,00	g	388,86
2	Sahne, 30% Fett	325,00	g	388,86
3	Xylit	27,00	g	32,31
4	Erythrit	27,00	g	32,31
5	Xylit	53,00	g	63,41
6	Magermilchpulver	25,50	g	30,51
7	JBK	1,77	g	2,12
8	Inulin	9,50	g	11,37
9	Zimt	8,00	g	9,57
10	Kurkuma	8,00	g	9,57
11	Ingwer	8,00	g	9,57
12	Datteln	8,00	g	9,57
13	Muskat	1,00	g	1,20
14	Pfeffer, schwarz	1,00	g	1,20
15	Honig	8,00	g	9,57
	Gesamt	835,77	g	1000,00

190	19,4%	3,6%	1,9%	1,4
Kalorien	Kohlenhydrate	Eiweiß	Ballaststoffe	Broteinheiten

Zucker: 6,8% Fett: 13,3%

Die Gewürze muss man nicht in der Höhe verwenden, man kann sie verringern. Man kann die Gewürze auch in ein Tee-Ei geben und in heißer Milch ziehen lassen, bis es schmeckt. Der Geschmack sollte ruhig kräftig sein, die anderen Zutaten verringern die Konzentration ja wieder.

Safran-Eis

	Zutaten	Menge	g	Wunschmenge
1	Safran	0,42	g	0,50
2	Agavensirup	5,00	g	5,91
3	Kokosmilch	152,00	g	179,74
4	Sahne, 30% Fett	175,00	g	206,93
5	Vollmilch	350,00	g	413,87
6	Xylit	27,18	g	32,14
7	Erythrit	27,18	g	32,14
8	Xylit	51,00	g	60,31
9	Magermilchpulver	25,20	g	29,80
10	Inulin	14,00	g	16,55
11	Kokosnusspulver	17,00	g	20,10
12	JBK	1,69	g	2,00
13	Salz	0,01	g	0,01
	Gesamt	**845,68**	**g**	**1000,00**

167	17,7%	3,5%	1,8%	1,2
Kalorien	**Kohlenhydrate**	**Eiweiß**	**Ballaststoffe**	**Broteinheiten**

Zucker: 5,1% Fett: 12,3%

Black Rose

	Zutaten	Menge	g	Wunschmenge
1	Johannisbeeren, schwarz	480,00	g	405,62
2	Rosenwasser	50,00	g	42,25
3	Zitronensaft	10,00	g	8,45
4	Sahne, 30% Fett	200,00	g	169,01
5	Vollmilch	200,00	g	169,01
6	Xylit	38,00	g	32,11
7	Erythrit	38,00	g	32,11
8	Xylit	71,00	g	60,00
9	Magermilchpulver	36,00	g	30,42
10	Inulin	58,00	g	49,01
11	JBK	2,37	g	2,00
12	Salz	0,01	g	0,01
	Gesamt	**1183,38**	**g**	**1000,00**

122	19,4%	2,7%	7,8%	1,4
Kalorien	Kohlenhydrate	Eiweiß	Ballaststoffe	Broteinheiten

Zucker: 7,4% Fett: 5,8%

Türkisches Honig-Mohn-Eis

	Zutaten	Menge	g	Wunschmenge
1	Mohn	40,00	g	27,56
2	Honig	33,00	g	22,74
3	Vanilleschote	1,50	g	1,03
4	Vollmilch	830,00	g	571,94
5	Sahne, 30% Fett	250,00	g	172,27
6	Xylit	46,40	g	31,97
7	Erythrit	46,40	g	31,97
8	Xylit	87,00	g	59,95
9	Magermilchpulver	44,00	g	30,32
10	Inulin	16,00	g	11,03
11	JBK	2,90	g	2,00
12	Salz	0,01	g	0,01
13	Walnuss	54,00	g	37,21
	Gesamt	1451,21	g	1000,00

167	20,2%	4,5%	2,1%	1,4
Kalorien	Kohlenhydrate	Eiweiß	Ballaststoffe	Broteinheiten

Zucker: 6,9% Fett: 10,7%

Walnuss-Maple-Eis mit Ahornsirup

	Zutaten	Menge	g	Wunschmenge
1	Walnuss	110,00	g	94,99
2	Ahornsirup	20,00	g	17,27
3	Sahne, 30% Fett	220,00	g	189,99
4	Vollmilch	600,00	g	518,14
5	Xylit	37,00	g	31,95
6	Erythrit	37,00	g	31,95
7	Magermilchpulver	35,00	g	30,22
8	Inulin	11,00	g	9,50
9	Xylit	69,50	g	60,02
10	JBK	2,32	g	2,00
11	Vanilleschote	1,16	g	1,00
12	Honig	15,00	g	12,95
13	Salz	0,01	g	0,01
	Gesamt	**1157,98**	**g**	**1000,00**

195	20,4%	4,8%	1,8%	1,4
Kalorien	Kohlenhydrate	Eiweiß	Ballaststoffe	Broteinheiten

Zucker: 7,1% Fett: 13,5%

Pinienkern-Eis

	Zutaten	Menge	g	Wunschmenge
1	Pinienkerne	190,00	g	82,18
2	Honig	50,00	g	21,63
3	Orangenschale	17,00	g	7,35
4	Vollmilch	1050,00	g	454,17
5	Sahne, 30% Fett	380,00	g	164,37
6	Xylit	74,14	g	32,07
7	Erythrit	74,14	g	32,07
8	Xylit	139,00	g	60,12
9	Magermilchpulver	71,00	g	30,71
10	Inulin	30,00	g	12,98
11	JBK	4,62	g	2,00
12	Salz	0,02	g	0,01
13	Orangensaft	232,00	g	100,35
	Gesamt	**2311,93**	**g**	**1000,00**

181	20,1%	4,3%	2,0%	1,4
Kalorien	Kohlenhydrate	Eiweiß	Ballaststoffe	Broteinheiten

Zucker: 7,3% Fett: 12,2%

Pistazien-Eis

	Zutaten	Menge	g	Wunschmenge
1	Pistazien, ungesalzen	102,00	g	93,83
2	Sahne, 30% Fett	300,00	g	275,97
3	Vollmilch	500,00	g	459,95
4	Xylit	34,80	g	32,01
5	Erythrit	34,80	g	32,01
6	Xylit	65,30	g	60,07
7	Magermilchpulver	33,00	g	30,36
8	Inulin	15,00	g	13,80
9	JBK	2,17	g	2,00
10	Salz	0,01	g	0,01
	Gesamt	**1087,08**	g	**1000,00**

206	19,5%	5,3%	2,5%	1,4
Kalorien	Kohlenhydrate	Eiweiß	Ballaststoffe	Broteinheiten

Zucker: 5,3% Fett: 15%

Macadamia-Eis

	Zutaten	Menge	g	Wunschmenge
1	Sahne, 30% Fett	250,00	g	221,56
2	Vollmilch	600,00	g	531,74
3	Xylit	36,00	g	31,90
4	Erythrit	36,00	g	31,90
5	Xylit	68,00	g	60,26
6	Magermilchpulver	34,00	g	30,13
7	Macadamianüsse, ungesi	90,00	g	79,76
8	Vanilleschote	1,10	g	0,97
9	JBK	2,26	g	2,00
10	Inulin	11,00	g	9,75
11	Salz	0,01	g	0,01
	Gesamt	**1128,37**	**g**	**1000,00**

190	18,2%	4,1%	1,9%	1,3
Kalorien	Kohlenhydrate	Eiweiß	Ballaststoffe	Broteinheiten

Zucker: 4,9% Fett: 14,5%

Mandel-Eis

	Zutaten	Menge	g	Wunschmenge
1	Mandeln	280,00	g	110,80
2	Orangensaft	253,00	g	100,12
3	Orangenschale	21,00	g	8,31
4	Vollmilch	1050,00	g	415,50
5	Sahne, 30% Fett	500,00	g	197,86
6	Xylit	82,00	g	32,45
7	Erythrit	82,00	g	32,45
8	Xylit	153,00	g	60,54
9	Magermilchpulver	76,00	g	30,07
10	Inulin	25,00	g	9,89
11	JBK	5,05	g	2,00
12	Salz	0,03	g	0,01
	Gesamt	**2527,07**	g	**1000,00**

191	17,9%	6,4%	2,6%	1,2
Kalorien	Kohlenhydrate	Eiweiß	Ballaststoffe	Broteinheiten

Zucker: 5,7% Fett: 13,3%

Kürbiskern-Eis

	Zutaten	Menge	g	Wunschmenge
1	Kürbiskerne, geröstet	130,00	g	78,99
2	Vanilleschote	1,70	g	1,03
3	Vollmilch	900,00	g	546,85
4	Sahne, 30% Fett	340,00	g	206,59
5	Xylit	53,14	g	32,29
6	Erythrit	53,14	g	32,29
7	Xylit	100,00	g	60,76
8	Magermilchpulver	49,50	g	30,08
9	Inulin	15,00	g	9,11
10	JBK	3,29	g	2,00
11	Salz	0,01	g	0,01
	Gesamt	**1645,78**	**g**	**1000,00**

176	18,4%	5,5%	1,8%	1,3
Kalorien	Kohlenhydrate	Eiweiß	Ballaststoffe	Broteinheiten

Zucker: 5% Fett: 11,8%

Lakritz-Eis

	Zutaten	Menge	g	Wunschmenge
1	Vollmilch	715,00	g	439,93
2	Sahne, 30% Fett	470,00	g	289,19
3	Lakritz	171,00	g	105,21
4	Xylit	52,00	g	32,00
5	Erythrit	52,00	g	32,00
6	Xylit	98,00	g	60,30
7	Magermilchpulver	49,00	g	30,15
8	Inulin	15,00	g	9,23
9	JBK	3,25	g	2,00
	Gesamt	**1625,25**	**g**	**1000,00**

187	22,1%	3,5%	4,8%	1,6
Kalorien	**Kohlenhydrate**	**Eiweiß**	**Ballaststoffe**	**Broteinheiten**

Zucker: 10,5% Fett: 10,3%

Vanille-Eis

	Zutaten	Menge	g	Wunschmenge
1	Vollmilch	500,00	g	516,61
2	Sahne, 30% Fett	300,00	g	309,97
3	Vanilleschote	2,89	g	2,99
4	Xylit	31,00	g	32,03
5	Erythrit	31,00	g	32,03
6	Magermilchpulver	29,00	g	29,96
7	Xylit	58,00	g	59,93
8	Inulin	14,00	g	14,47
9	JBK	1,94	g	2,00
10	Salz	0,01	g	0,01
	Gesamt	**967,84**	**g**	**1000,00**

160	17,4%	3,7%	1,7%	1,2
Kalorien	**Kohlenhydrate**	**Eiweiß**	**Ballaststoffe**	**Broteinheiten**

Zucker: 5,3% Fett: 11,1%

Schwarzwälder Kirsch-Eis

	Zutaten	Menge	g	Wunschmenge
1	Kirschen	317,00	g	415,97
2	Vollmilch	150,00	g	196,83
3	Sahne, 30% Fett	150,00	g	196,83
4	Xylit	24,62	g	32,30
5	Erythrit	24,62	g	32,31
6	Xylit	45,50	g	59,71
7	Magermilchpulver	23,00	g	30,18
8	Inulin	17,00	g	22,31
9	Vanilleschote	0,80	g	1,05
10	Zitronensaft	8,00	g	10,50
11	JBK	1,52	g	2,00
12	Salz	0,01	g	0,01
	Gesamt	**762,07**	**g**	**1000,00**

134	21,1%	2,7%	3,2%	1,5
Kalorien	Kohlenhydrate	Eiweiß	Ballaststoffe	Broteinheiten

Zucker: 8,3% Fett: 6,8%

Bei Bedarf zur Hälfte der Zeit in der Eismaschine Schokostreusel zufügen.

Schokoladen-Erdbeer-Eis

	Zutaten	Menge	g	Wunschmenge
1	Callebaut 703038	220,00	g	140,00
2	Vollmilch	200,00	g	127,27
3	Sahne, 30% Fett	250,00	g	159,09
4	Xylit	51,15	g	32,55
5	Erythrit	51,15	g	32,55
6	Xylit	95,00	g	60,45
7	Magermilchpulver	47,00	g	29,91
8	Inulin	19,00	g	12,09
9	JBK	3,14	g	2,00
10	Salz	0,01	g	0,01
11	Erdbeeren	635,00	g	404,09
	Gesamt	**1571,45**	**g**	**1000,00**

179	23,7%	3,0%	2,4%	1,9
Kalorien	**Kohlenhydrate**	**Eiweiß**	**Ballaststoffe**	**Broteinheiten**

Zucker: 11% Fett: 10,6%

Schokoladen-Himbeer-Eis

	Zutaten	Menge	g	Wunschmenge
1	Callebaut 703038	220,00	g	132,42
2	Vollmilch	250,00	g	150,48
3	Sahne, 30% Fett	250,00	g	150,48
4	Xylit	53,00	g	31,90
5	Erythrit	53,00	g	31,90
6	Xylit	100,00	g	60,19
7	Magermilchpulver	50,00	g	30,10
8	Inulin	12,00	g	7,22
9	JBK	3,32	g	2,00
10	Salz	0,01	g	0,01
11	Himbeeren	670,00	g	403,29
	Gesamt	1661,33	g	1000,00

174	23,0%	3,2%	3,0%	1,8
Kalorien	Kohlenhydrate	Eiweiß	Ballaststoffe	Broteinheiten

Zucker: 10,4% Fett: 10,1%

Schokoladen-Sauerkirsch-Eis mit Amaretto

	Zutaten	Menge	g	Wunschmenge
1	Edelbitter-Schokolade 70	150,00	g	95,03
2	Kakao	16,00	g	10,14
3	Vollmilch	350,00	g	221,73
4	Sahne, 30% Fett	150,00	g	95,03
5	Xylit	50,68	g	32,11
6	Erythrit	50,68	g	32,11
7	Xylit	95,00	g	60,18
8	Magermilchpulver	29,00	g	18,37
9	JBK	3,16	g	2,00
10	Amarettosirup	29,00	g	18,37
11	Sauerkirschen	500,00	g	316,75
12	Frischkäse, Doppelrahm	140,00	g	88,69
13	Akazienhonig	15,00	g	9,50
	Gesamt	**1578,52**	**g**	**1000,00**

183	24	3,2%	0,9%	1,5
Kalorien	Kohlenhydrate	Eiweiß	Ballaststoffe	Broteinheiten

Zucker: 10,4% Fett: 10,7% Amaretto nach Geschmack zur Hälfte der Zeit in der Eismaschine zufügen.

Das Omen

	Zutaten	Menge	g	Wunschmenge
1	Callebaut 703038	270,00	g	126,09
2	Kakao	58,00	g	27,09
3	Vollmilch	1100,00	g	513,71
4	Sahne, 30% Fett	387,00	g	180,73
5	Xylit	69,00	g	32,22
6	Erythrit	69,00	g	32,22
7	Inulin	20,00	g	9,34
8	Magermilchpulver	34,00	g	15,88
9	JBK	4,28	g	2,00
10	Xylit	130,00	g	60,71
11	Salz	0,02	g	0,01
	Gesamt	**2141,30**	**g**	**1000,00**

192	22,5%	4,1%	2,0%	1,7
Kalorien	Kohlenhydrate	Eiweiß	Ballaststoffe	Broteinheiten

Zucker: 9,4% Fett: 12,2%

Das Omen ist in der nicht zuckerfreien Version das mächtigste Eis, mit den höchsten Anteilen Schokolade und Kakao. Die Low-Carb-Version ist nicht ganz so mächtig. Spickzettel Kakao beachten! Ein Eiweiß oder 5g Eiweißpulver machen das Eis fluffiger. Man kann auch 5g neutrales Speiseöl zufügen oder beides.

London Bridge

	Zutaten	Menge	g	Wunschmenge
1	Callebaut 703038	220,00	g	138,52
2	Vollmilch	200,00	g	125,93
3	Sahne, 30% Fett	250,00	g	157,41
4	Xylit	51,00	g	32,11
5	Erythrit	51,00	g	32,11
6	Xylit	96,00	g	60,45
7	Magermilchpulver	48,00	g	30,22
8	Inulin	19,00	g	11,96
9	JBK	3,18	g	2,00
10	Salz	0,01	g	0,01
11	Birnen, frisch	650,00	g	409,27
	Gesamt	**1588,19**	**g**	**1000,00**

186	26,4%	2,9%	2,7%	2,1
Kalorien	**Kohlenhydrate**	**Eiweiß**	**Ballaststoffe**	**Broteinheiten**

Zucker: 12,8% Fett: 10,3%

London Bridge ist unser Eis, dass wir zu Ehren von Queen Elisabeth II bilanziert haben. Es ist erhaben, mächtig und königlich lecker.

Die Birnen sollten sehr reif sein, man kann auch Dosenfrüchte verwenden. Diese gut abtropfen lassen. Zur Hälfte der Zeit in der Eismaschine kann man einen guten Schuss Birnengeist zufügen und wer mutig ist, gibt noch etwas Minze hinzu, entweder frisch gehackt oder einen Schuss Sirup. Statt Birnengeist kann man auch einen Schuss Berliner Luft zufügen, also Pfefferminzlikör.

Bacio-Eis

	Zutaten	Menge	g	Wunschmenge
1	Callebaut 703038	45,00	g	26,93
2	Nuss Nougat	40,00	g	23,94
3	Haselnussmus	132,00	g	78,99
4	Kakao	16,00	g	9,57
5	Honig	30,00	g	17,95
6	Vanilleschote	1,68	g	1,01
7	Vollmilch	800,00	g	478,75
8	Sahne, 30% Fett	333,00	g	199,28
9	Xylit	54,00	g	32,32
10	Erythrit	54,00	g	32,32
11	Magermilchpulver	50,00	g	29,92
12	Inulin	10,00	g	5,98
13	JBK	3,34	g	2,00
14	Salz	0,01	g	0,01
15	Xylit	102,00	g	61,04
	Gesamt	**1671,03**	**g**	**1000,00**

214	22	5,1%	1,6%	1,6
Kalorien	Kohlenhydrate	Eiweiß	Ballaststoffe	Broteinheiten

Zucker: 8,8% Fett: 14,6%

Ein italienisches Küssen in Ehren, kann niemand verwehren.

Afrikan Dream

	Zutaten	Menge	g	Wunschmenge
1	Erdnüsse geröstet ungesა	200,00	g	82,04
2	Bananen	550,00	g	225,60
3	Zitronensaft	20,00	g	8,20
4	Kokosmilch	600,00	g	246,11
5	Sahne, 30% Fett	100,00	g	41,02
6	Vollmilch	600,00	g	246,11
7	Xylit	78,00	g	31,99
8	Erythrit	78,00	g	31,99
9	Xylit	150,00	g	61,53
10	Magermilchpulver	37,00	g	15,18
11	Inulin	20,00	g	8,20
12	JBK	4,88	g	2,00
13	Salz	0,03	g	0,01
	Gesamt	**2437,91**	**g**	**1000,00**

169	20,9%	4,2%	2,1%	1,5
Kalorien	Kohlenhydrate	Eiweiß	Ballaststoffe	Broteinheiten

Zucker: 6,9% Fett: 10,8%

Amarena-Eis Teil 1

	Zutaten	Menge	g	Wunschmenge
1	Mascarpone	152,00	g	150,25
2	Vollmilch	567,00	g	560,47
3	Sahne, 30% Fett	130,00	g	128,50
4	Vanilleschote	1,01	g	1,00
5	Xylit	32,30	g	31,93
6	Erythrit	32,30	g	31,93
7	Xylit	58,00	g	57,33
8	Magermilchpulver	30,00	g	29,65
9	Inulin	7,00	g	6,92
10	JBK	2,02	g	2,00
11	Salz	0,01	g	0,01
	Gesamt	1011,64	g	1000,00

166	17,3%	4,2%	0,9%	1,2
Kalorien	Kohlenhydrate	Eiweiß	Ballaststoffe	Broteinheiten

Zucker: 5,4% Fett: 11,8%

80g bis 100g Amarenakirschen zur Hälfte der Zeit in der Eismaschine zufügen.

Es gibt drei Sorten Amarena-Eis. In einem original Becher Amarena-Eis gönnt man sich von jeder Sorte eine Kugel. Schön Sahne drauf und etwas Kirschlikör. Schoko Streusel machen den Eisbecher perfekt.

Amarena-Eis Teil 2

	Zutaten	Menge	g	Wunschmenge
1	Mascarpone	240,00	g	96,72
2	Amarenakirschen	300,00	g	120,90
3	Kirschsirup	15,00	g	6,04
4	Vollmilch	1150,00	g	463,45
5	Sahne, 30% Fett	424,00	g	170,87
6	Vanilleschote	2,40	g	0,97
7	Xylit	80,00	g	32,24
8	Erythrit	80,00	g	32,24
9	Xylit	150,00	g	60,45
10	Magermilchpulver	25,00	g	10,07
11	Inulin	10,00	g	4,03
12	JBK	4,96	g	2,00
13	Salz	0,03	g	0,01
	Gesamt	2481,39	g	1000,00

180	16,1%	3,0%	0,6%	1,1
Kalorien	Kohlenhydrate	Eiweiß	Ballaststoffe	Broteinheiten

Zucker: 10,3% Fett: 10,6%

Amarena-Eis Teil 3

	Zutaten	Menge	g	Wunschmenge
1	Mascarpone	100,00	g	149,69
2	Vollmilch	310,00	g	464,04
3	Sahne, 30% Fett	144,00	g	215,55
4	Vanilleschote	0,70	g	1,05
5	Xylit	22,00	g	32,93
6	Erythrit	22,00	g	32,93
7	Xylit	42,00	g	62,87
8	Magermilchpulver	20,00	g	29,94
9	Inulin	6,00	g	8,98
10	JBK	1,34	g	2,00
11	Salz	0,01	g	0,01
	Gesamt	**668,05**	**g**	**1000,00**

187	17,8%	4,1%	1,1%	1,2
Kalorien	Kohlenhydrate	Eiweiß	Ballaststoffe	Broteinheiten

Zucker: 5,2% Fett: 14,1%

Amarenasirup einstrudeln und mit Amarenakirschen garnieren.

Philadelphia-Ananas-Eis

	Zutaten	Menge	g	Wunschmenge
1	Vollmilch	125,00	g	115,75
2	Sahne, 30% Fett	180,00	g	166,69
3	Philadelphia	130,00	g	120,38
4	Xylit	34,60	g	32,04
5	Erythrit	34,60	g	32,04
6	Xylit	65,00	g	60,19
7	Inulin	21,00	g	19,45
8	Magermilchpulver	32,50	g	30,10
9	JBK	2,16	g	2,00
10	Ananas	445,00	g	412,09
11	Zitronensaft	10,00	g	9,26
12	Salz	0,01	g	0,01
	Gesamt	1079,87	g	1000,00

142	20,9%	2,9%	2,7%	1,4
Kalorien	Kohlenhydrate	Eiweiß	Ballaststoffe	Broteinheiten

Zucker: 7,5% Fett: 8%

Philadelphia-Aprikosen-Eis

	Zutaten	Menge	g	Wunschmenge
1	Vollmilch	125,00	g	113,51
2	Sahne, 30% Fett	180,00	g	163,46
3	Philadelphia	133,00	g	120,78
4	Xylit	35,50	g	32,24
5	Erythrit	35,50	g	32,24
6	Xylit	67,00	g	60,84
7	Inulin	35,00	g	31,78
8	Magermilchpulver	33,00	g	29,97
9	JBK	2,20	g	2,00
10	Aprikosen	445,00	g	404,10
11	Zitronensaft	10,00	g	9,08
12	Salz	0,01	g	0,01
	Gesamt	**1101,21**	**g**	**1000,00**

140	19,0%	3,0%	4,0%	1,3
Kalorien	Kohlenhydrate	Eiweiß	Ballaststoffe	Broteinheiten

Zucker: 6,5% Fett: 7,9%

Philadelphia-Brombeer-Eis

	Zutaten	Menge	g	Wunschmenge
1	Vollmilch	125,00	g	114,24
2	Sahne, 30% Fett	180,00	g	164,50
3	Philadelphia	133,00	g	121,55
4	Xylit	35,00	g	31,99
5	Erythrit	35,00	g	31,99
6	Xylit	66,00	g	60,32
7	Inulin	30,00	g	27,42
8	Magermilchpulver	33,00	g	30,16
9	JBK	2,19	g	2,00
10	Brombeeren	445,00	g	406,69
11	Zitronensaft	10,00	g	9,14
12	Salz	0,01	g	0,01
	Gesamt	**1094,20**	**g**	**1000,00**

135	16,6%	3,2%	5,6%	1,1
Kalorien	**Kohlenhydrate**	**Eiweiß**	**Ballaststoffe**	**Broteinheiten**

Zucker: 4,5% Fett: 8,3%

Philadelphia-Heidelbeer-Eis

	Zutaten	Menge	g	Wunschmenge
1	Vollmilch	125,00	g	114,98
2	Sahne, 30% Fett	180,00	g	165,57
3	Philadelphia	133,00	g	122,33
4	Xylit	35,00	g	32,19
5	Erythrit	35,00	g	32,19
6	Xylit	66,00	g	60,71
7	Inulin	23,00	g	21,16
8	Magermilchpulver	33,00	g	30,35
9	JBK	2,17	g	2,00
10	Heidelbeeren	445,00	g	409,32
11	Zitronensaft	10,00	g	9,20
12	Salz	0,01	g	0,01
	Gesamt	**1087,18**	**g**	**1000,00**

139	18,6%	2,9%	4,3%	1,3
Kalorien	**Kohlenhydrate**	**Eiweiß**	**Ballaststoffe**	**Broteinheiten**

Zucker: 6,4% Fett: 8,2%

Philadelphia-Himbeer-Eis

	Zutaten	Menge	g	Wunschmenge
1	Vollmilch	125,00	g	114,98
2	Sahne, 30% Fett	180,00	g	165,57
3	Philadelphia	133,00	g	122,33
4	Xylit	35,00	g	32,19
5	Erythrit	35,00	g	32,19
6	Xylit	66,00	g	60,71
7	Inulin	23,00	g	21,16
8	Magermilchpulver	33,00	g	30,35
9	JBK	2,17	g	2,00
10	Himbeeren	445,00	g	409,32
11	Zitronensaft	10,00	g	9,20
12	Salz	0,01	g	0,01
	Gesamt	**1087,18**	**g**	**1000,00**

136	17,5%	3,2%	4,2%	1,2
Kalorien	Kohlenhydrate	Eiweiß	Ballaststoffe	Broteinheiten

Zucker: 5,3% Fett: 8,1%

Philadelphia-Johannisbeer-Eis

	Zutaten	Menge	g	Wunschmenge
1	Vollmilch	125,00	g	114,98
2	Sahne, 30% Fett	180,00	g	165,57
3	Philadelphia	133,00	g	122,33
4	Xylit	35,00	g	32,19
5	Erythrit	35,00	g	32,19
6	Xylit	66,00	g	60,71
7	Inulin	23,00	g	21,16
8	Magermilchpulver	33,00	g	30,35
9	JBK	2,17	g	2,00
10	Johannisbeeren	445,00	g	409,32
11	Zitronensaft	10,00	g	9,20
12	Salz	0,01	g	0,01
	Gesamt	**1087,18**	**g**	**1000,00**

139	21,3%	3,3%	4,1%	1,5
Kalorien	Kohlenhydrate	Eiweiß	Ballaststoffe	Broteinheiten

Zucker: 6,2% Fett: 8,1%

Philadelphia-Pfirsich-Eis

	Zutaten	Menge	g	Wunschmenge
1	Vollmilch	125,00	g	113,49
2	Sahne, 30% Fett	180,00	g	163,43
3	Philadelphia	133,00	g	120,75
4	Xylit	35,50	g	32,23
5	Erythrit	35,50	g	32,23
6	Xylit	66,20	g	60,10
7	Inulin	36,00	g	32,69
8	Magermilchpulver	33,00	g	29,96
9	JBK	2,20	g	2,00
10	Pfirsich, frisch	445,00	g	404,03
11	Zitronensaft	10,00	g	9,08
12	Salz	0,01	g	0,01
	Gesamt	**1101,41**	**g**	**1000,00**

139	19,1%	3,0%	4,4%	1,3
Kalorien	**Kohlenhydrate**	**Eiweiß**	**Ballaststoffe**	**Broteinheiten**

Zucker: 6,7% Fett: 7,9%

Philadelphia-Wassermelone-Eis

	Zutaten	Menge	g	Wunschmenge
1	Vollmilch	125,00	g	110,09
2	Sahne, 30% Fett	180,00	g	158,53
3	Philadelphia	133,00	g	117,13
4	Xylit	36,50	g	32,15
5	Erythrit	36,50	g	32,15
6	Xylit	68,20	g	60,06
7	Inulin	56,00	g	49,32
8	Magermilchpulver	33,00	g	29,06
9	JBK	2,24	g	1,97
10	Wassermelone	455,00	g	400,72
11	Zitronensaft	10,00	g	8,81
12	Salz	0,01	g	0,01
	Gesamt	**1135,45**	**g**	**1000,00**

139	15,4%	2,6%	5,1%	1,0
Kalorien	**Kohlenhydrate**	**Eiweiß**	**Ballaststoffe**	**Broteinheiten**

Zucker: 6,8% Fett: 7,7%

Quitten-Eis

	Zutaten	Menge	g	Wunschmenge
1	Quittensaft	260,00	g	413,33
2	Apfelsaft	50,00	g	79,49
3	Vanilleschote	0,60	g	0,95
4	Zimt	0,30	g	0,48
5	Zitronensaft	8,00	g	12,72
6	Vollmilch	80,00	g	127,18
7	Sahne, 30% Fett	80,00	g	127,18
8	Xylit	20,19	g	32,09
9	Erythrit	20,19	g	32,10
10	Xylit	38,00	g	60,41
11	Magermilchpulver	19,00	g	30,20
12	Inulin	51,50	g	81,87
13	JBK	1,26	g	2,00
14	Salz	0,01	g	0,01
	Gesamt	629,04	g	1000,00

117	19,8%	2,1%	10,8%	1,3
Kalorien	Kohlenhydrate	Eiweiß	Ballaststoffe	Broteinheiten

Zucker: 7,2% Fett: 4,5%

Quittensaft herstellen: Quitten schälen, in Würfel schneiden, gerne mit dem Kerngehäuse, das zusätzlich Geschmack bringt, mit Zitronensaft in einen Topf geben, mit Wasser bedecken.

Aufkochen lassen und 4 bis 5 Stunden leicht köcheln lassen. Den Quittensaft abgießen und die Quitten nach dem Abkühlen vorsichtig ausdrücken.

Diesen Saft dem Quittensaft zufügen. Den Saft nun noch einmal auf 70°C erhitzen.

Tipp: Man kann die Quitten statt mit Wasser auch mit Apfelsaft bedecken und kochen. Man kann eine Zimtstange, Vanilleschote und Ingwer zugeben bei Bedarf.

In diesem Falle braucht man die Zutaten Apfelsaft, Zimt und Vanilleschote dem Eis nicht mehr zufügen.

Rote-Grütze-Eis

	Zutaten	Menge	g	Wunschmenge
1	Kirschen	100,00	g	125,49
2	Erdbeeren	100,00	g	125,49
3	Himbeeren	100,00	g	125,49
4	Johannisbeeren	100,00	g	125,49
5	Zitronensaft	8,00	g	10,04
6	Vanilleschote	2,29	g	2,88
7	Xylit	26,00	g	32,63
8	Erythrit	26,00	g	32,63
9	Magermilchpulver	24,00	g	30,12
10	Inulin	20,00	g	25,10
11	JBK	1,60	g	2,00
12	Vollmilch	80,00	g	100,39
13	Xylit	49,00	5	61,49
14	Sahne, 30% Fett	160,00	g	200,78
	Gesamt	**796,89**	**g**	**1000,00**

127	20,2%	2,6%	4,4%	1,4
Kalorien	**Kohlenhydrate**	**Eiweiß**	**Ballaststoffe**	**Broteinheiten**

Zucker: 6,7% Fett: 6,6%

Stachelbeer-Eis

	Zutaten	Menge	g	Wunschmenge
1	Stachelbeeren	400,00	g	414,32
2	Sahne, 30% Fett	180,00	g	186,44
3	Vollmilch	180,00	g	186,44
4	Xylit	31,00	g	32,11
5	Erythrit	31,00	g	32,11
6	Xylit	62,00	g	64,22
7	Magermilchpulver	30,00	g	31,07
8	Inulin	39,50	g	40,91
9	JBK	1,93	g	2,00
10	Zitronensaft	10,00	g	10,36
11	Salz	0,01	g	0,01
	Gesamt	**965,44**	**g**	**1000,00**

128	18,8%	2,6%	5,5%	1,3
Kalorien	**Kohlenhydrate**	**Eiweiß**	**Ballaststoffe**	**Broteinheiten**

Zucker: 7,6% Fett: 6,4%

Zitronen-Eis

	Zutaten	Menge	g	Wunschmenge
1	Zitronensaft	180,00	g	189,49
2	Sahne, 30% Fett	300,00	g	315,82
3	Vollmilch	300,00	g	315,82
4	Xylit	30,00	g	31,58
5	Erythrit	30,00	g	31,58
6	Xylit	70,00	g	73,69
7	Magermilchpulver	28,00	g	29,48
8	Inulin	10,00	g	10,53
9	JBK	1,90	g	2,00
	Gesamt	949,90	g	1000,00

158	19,1%	3,2%	1,4%	1,2
Kalorien	Kohlenhydrate	Eiweiß	Ballaststoffe	Broteinheiten

Zucker: 4,8% Fett: 10,7%

Zitronen-Sorbet

	Zutaten	Menge	g	Wunschmenge
1	Zitronensaft	180	g	180,54
2	Xylit	32,0	g	32,10
3	Erythrit	32,0	g	32,10
4	Inulin	96,0	g	96,29
5	Xylit	125,0	g	125,38
6	JBK	2,0	g	2,00
7	Wasser	530,0	g	531,60
	Gesamt	997	g	1000,00

66	20,3%	0,1%	10,0%	1,3
Kalorien	Kohlenhydrate	Eiweiß	Ballaststoffe	Broteinheiten

Zucker: 1,4% Fett: 0,1%

Limetten-Sorbet

	Zutaten	Menge	g	Wunschmenge
1	Limettensaft	155	g	169,80
2	Xylit	30,0	g	32,86
3	Erythrit	30,0	g	32,86
4	Inulin	88,0	g	96,40
5	Xylit	123,0	g	134,75
6	JBK	1,8	g	2,00
7	Wasser	485,0	g	531,32
	Gesamt	**913**	**g**	**1000,00**

69	20,2%	0,1%	10,0%	1,4
Kalorien	Kohlenhydrate	Eiweiß	Ballaststoffe	Broteinheiten

Zucker: 1,1% Fett: 0,3%

Zitronen-Quark-Eis

	Zutaten	Menge	g	Wunschmenge
1	Zitronensaft	61,00	g	182,43
2	Quark 20%	70,00	g	209,35
3	Vollmilch	70,00	g	209,35
4	Sahne, 30% Fett	70,00	g	209,35
5	Xylit	11,00	g	32,90
6	Erythrit	11,00	g	32,90
7	Xylit	25,00	g	74,77
8	Magermilchpulver	10,10	g	30,21
9	Inulin	5,60	g	16,75
10	JBK	0,67	g	2,00
11	Salz	0,01	g	0,01
	Gesamt	**334,38**	**g**	**1000,00**

138	19,4%	5,3%	2,1%	1,2
Kalorien	Kohlenhydrate	Eiweiß	Ballaststoffe	Broteinheiten

Zucker: 4,6% Fett: 8,2%

Mandarinen-Quark-Eis

	Zutaten	Menge	g	Wunschmenge
1	Mandarinen	225,00	g	404,96
2	Zitronensaft	4,00	g	7,20
3	Quark 20%	115,00	g	206,98
4	Sahne, 30% Fett	115,00	g	206,98
5	Xylit	18,00	g	32,40
6	Erythrit	18,00	g	32,40
7	Xylit	33,50	g	60,29
8	Magermilchpulver	17,00	g	30,60
9	Inulin	9,00	g	16,20
10	JBK	1,11	g	2,00
11	Salz	0,01	g	0,01
	Gesamt	**555,62**	**g**	**1000,00**

134	19,6%	4,8%	2,5%	1,4
Kalorien	Kohlenhydrate	Eiweiß	Ballaststoffe	Broteinheiten

Zucker: 7,1% Fett: 7,4%

Mandarinen-Sorbet

	Zutaten	Menge	g	Wunschmenge
1	Mandarinen	600	g	809,19
2	Xylit	24,0	g	32,37
3	Erythrit	24,0	g	32,37
4	Inulin	39,0	g	52,60
5	Xylit	45,0	g	60,69
6	JBK	1,5	g	2,00
7	Zitronensaft	8,0	g	10,79
	Gesamt	**741**	**g**	**1000,00**

75	20,7%	0,6%	6,8%	1,4
Kalorien	Kohlenhydrate	Eiweiß	Ballaststoffe	Broteinheiten

Zucker: 8,6% Fett: 0,2%

Kokos-Eis

	Zutaten	Menge	g	Wunschmenge
1	Kokosmilch	650,00	g	376,71
2	Vollmilch	700,00	g	405,69
3	Sahne, 30% Fett	50,00	g	28,98
4	Xylit	56,00	g	32,46
5	Erythrit	56,00	g	32,46
6	Xylit	102,00	g	59,11
7	Magermilchpulver	53,00	g	30,72
8	Inulin	20,00	g	11,59
9	JBK	3,45	g	2,00
10	Salz	0,01	g	0,01
11	Kokosnusspulver	35,00	g	20,28
	Gesamt	1725,46	g	1000,00

145	17,1%	3,3%	1,4%	1,1
Kalorien	Kohlenhydrate	Eiweiß	Ballaststoffe	Broteinheiten

Zucker: 4,3% Fett: 10,4%

Kokos-Mango-Eis

	Zutaten	Menge	g	Wunschmenge
1	Kokosmilch	390,00	g	316,44
2	Vollmilch	65,00	g	52,74
3	Sahne, 30% Fett	70,00	g	56,80
4	Xylit	39,50	g	32,05
5	Erythrit	39,50	g	32,05
6	Xylit	74,00	g	60,04
7	Inulin	10,00	g	8,11
8	JBK	2,46	g	2,00
9	Zitronensaft	10,00	g	8,11
10	Mango	500,00	g	405,69
11	Kokosnusspulver	32,00	g	25,96
12	Salz	0,02	g	0,01
	Gesamt	**1232,48**	**g**	**1000,00**

137	19,2%	1,3%	1,7%	1,3
Kalorien	Kohlenhydrate	Eiweiß	Ballaststoffe	Broteinheiten

Zucker: 6,2% Fett: 9,5%

Mango-Eis

	Zutaten	Menge	g	Wunschmenge
1	Mango	490,00	g	417,96
2	Sahne, 30% Fett	300,00	g	255,90
3	Vollmilch	175,00	g	149,27
4	Xylit	37,00	g	31,56
5	Erythrit	37,00	g	31,56
6	Xylit	70,00	g	59,71
7	Inulin	51,00	g	43,50
8	JBK	2,34	g	2,00
9	Salz	0,01	g	0,01
10	Zitronensaft	10,00	g	8,53
	Gesamt	1172,35	g	1000,00

141	19,1%	1,5%	5,2%	1,3
Kalorien	Kohlenhydrate	Eiweiß	Ballaststoffe	Broteinheiten

Zucker: 7,1% Fett: 8,4%

Frische Früchte müssen blanchiert werden!

Mango-Quark-Eis

	Zutaten	Menge	g	Wunschmenge
1	Mandarinen	225,00	g	404,96
2	Zitronensaft	4,00	g	7,20
3	Quark 20%	115,00	g	206,98
4	Sahne, 30% Fett	115,00	g	206,98
5	Xylit	18,00	g	32,40
6	Erythrit	18,00	g	32,40
7	Xylit	33,50	g	60,29
8	Magermilchpulver	17,00	g	30,60
9	Inulin	9,00	g	16,20
10	JBK	1,11	g	2,00
11	Salz	0,01	g	0,01
	Gesamt	**555,62**	**g**	**1000,00**

137	20,8%	4,8%	1,8%	1,4
Kalorien	Kohlenhydrate	Eiweiß	Ballaststoffe	Broteinheiten

Zucker: 8,1% Fett: 7,6%

Mango-Südsee-Traum

	Zutaten	Menge	g	Wunschmenge
1	Mango	420,00	g	410,93
2	Kokosmilch	200,00	g	195,68
3	Vollmilch	190,00	g	185,90
4	Xylit	33,00	g	32,29
5	Erythrit	33,00	g	32,29
6	Xylit	62,00	g	60,66
7	Magermilchpulver	32,00	g	31,31
8	Inulin	41,00	g	40,11
9	JBK	2,04	g	2,00
10	Vanilleschote	1,03	g	1,01
11	Limettensaft	8,00	g	7,83
	Gesamt	**1022,07**	**g**	**1000,00**

112	20,6%	2,3%	4,9%	1,4
Kalorien	**Kohlenhydrate**	**Eiweiß**	**Ballaststoffe**	**Broteinheiten**

Zucker: 8,3% Fett: 4,4%

Mango-Sorbet

	Zutaten	Menge	g	Wunschmenge
1	Mango	700	g	827,73
2	Xylit	27,0	g	31,93
3	Erythrit	27,0	g	31,93
4	Inulin	40,0	g	47,30
5	Xylit	50,0	g	59,12
6	JBK	1,7	g	2,00
	Gesamt	**846**	**g**	**1000,00**

82	22,8%	0,5%	6,3%	1,6
Kalorien	**Kohlenhydrate**	**Eiweiß**	**Ballaststoffe**	**Broteinheiten**

Zucker: 10,7% Fett: 0,4%

Ananas-Südsee-Traum

	Zutaten	Menge	g	Wunschmenge
1	Ananas	418,00	g	407,61
2	Kokosmilch	200,00	g	195,03
3	Vollmilch	190,00	g	185,28
4	Xylit	33,20	g	32,37
5	Erythrit	33,20	g	32,37
6	Xylit	63,00	g	61,43
7	Magermilchpulver	32,00	g	31,20
8	Inulin	45,00	g	43,88
9	JBK	2,05	g	2,00
10	Vanilleschote	1,04	g	1,01
11	Limettensaft	8,00	g	7,80
	Gesamt	**1025,49**	**g**	**1000,00**

108	20,8%	2,3%	5,2%	1,4
Kalorien	Kohlenhydrate	Eiweiß	Ballaststoffe	Broteinheiten

Zucker: 7,2% Fett: 4,2%

Frische Früchte müssen blanchiert werden!

Stracciatella-Eis

	Zutaten	Menge	g	Wunschmenge
1	Vollmilch	500,00	g	516,77
2	Sahne, 30% Fett	300,00	g	310,06
3	Xylit	31,00	g	32,04
4	Erythrit	31,00	g	32,04
5	Xylit	58,40	g	60,36
6	Magermilchpulver	29,20	g	30,18
7	JBK	1,94	g	2,00
8	Inulin	16,00	g	16,54
9	Salz	0,01	g	0,01
	Gesamt	**967,55**	**g**	**1000,00**

160	17,3%	3,7%	1,8%	1,2
Kalorien	**Kohlenhydrate**	**Eiweiß**	**Ballaststoffe**	**Broteinheiten**

Zucker: 5,2% Fett: 11,1%

Hier kann man das Verhältnis zwischen Milch und Sahne verändern. Die vorgegebene Version ist weniger mächtig. Mächtiger wird es, wenn man mehr Sahne einsetzt und dafür weniger Milch.

Zur Hälfte der Zeit in der Eismaschine fügt man die Schokolade, die Kuvertüre hinzu. Entweder als Streusel oder man erwärmt die Schokolade und lässt sie in die Eismasse tröpfeln.

Tiramisu-Eis

	Zutaten	Menge	g	Wunschmenge
1	Vollmilch	425,00	g	421,22
2	Mascarpone	260,00	g	257,69
3	Espresso	110,00	g	109,02
4	Xylit	32,47	g	32,18
5	Erythrit	32,47	g	32,18
6	Xylit	60,50	g	59,96
7	Magermilchpulver	30,50	g	30,23
8	JBK	2,02	g	2,00
9	Amaretto	44,00	g	43,61
10	Salz	0,01	g	0,01
11	Inulin	12,00	g	11,89
	Gesamt	**1008,97**	**g**	**1000,00**

178	19,7%	4,1%	1,3%	1,3
Kalorien	Kohlenhydrate	Eiweiß	Ballaststoffe	Broteinheiten

Zucker: 5,7% Fett: 11,8%

Hier sollte man auf jeden Fall die warme Zubereitung wählen. Mascarpone nicht mit erhitzen. Zur Hälfte der Zeit in der Eismaschine kann man 30g bis 50g Amaretto zusätzlich zufügen. Wer es richtig lecker mag, bekommt noch einen Tipp und eine Zusatzaufgabe:

Tipp:

Beim Reifen der Eismasse 10 bis 20 ganze Kaffeebohnen zur heißen Eismasse geben. Die Kaffeebohnen muss man nach dem Reifen wieder entfernen. Man sollte sie also nicht mit der Eismasse mixen.

Fleißaufgabe:

10 Löffelbiskuits legen wir in 50g Espresso, etwas Erythrit und 25g Amaretto ein. Diesen Zusatz fügen wir dem fertigen Eis zu. Entweder füllen wir eine Schicht Eis in eine

Gefrierbox, schichten eine Lage der eingelegten Löffelbiskuits darüber und füllen mit unserem Eis die Gefrierbox auf, oder wir zerbröseln die eingelegten Löffelbiskuits, mischen sie unter das fertige Eis und füllen das Eis dann in die Gefrierbox. Beim Anrichten wird das Eis, mit oder ohne Zusatz, mit Kakao bestreut. Vielleicht noch mit ein paar Erdbeeren, Sternfrüchte oder Orangenspalten garnieren und fertig ist ein echtes Highlight.

Pfirsich-Eis

	Zutaten	Menge	g	Wunschmenge
1	Pfirsich, frisch	405,00	g	400,98
2	Sahne, 30% Fett	200,00	g	198,02
3	Vollmilch	200,00	g	198,02
4	Xylit	32,50	g	32,18
5	Erythrit	32,50	g	32,18
6	Xylit	65,00	g	64,36
7	Magermilchpulver	31,00	g	30,69
8	Inulin	42,00	g	41,58
9	JBK	2,02	g	2,00
	Gesamt	1010,02	g	1000,00

130	19,5%	2,7%	5,2%	1,3
Kalorien	**Kohlenhydrate**	**Eiweiß**	**Ballaststoffe**	**Broteinheiten**

Zucker: 6,7% Fett: 6,7%

Frische Pfirsiche kann man leicht schälen, wenn man sie etwa eine Minute in sehr heißes Wasser legt, das gerade noch gekocht hat. Danach kann man die Haut sehr leicht abziehen.

Pfirsich-Quark-Eis

	Zutaten	Menge	g	Wunschmenge
1	Pfirsich, frisch	227,00	g	401,32
2	Zitronensaft	4,00	g	7,07
3	Quark 20%	115,00	g	203,31
4	Sahne, 30% Fett	115,00	g	203,31
5	Xylit	18,00	g	31,82
6	Erythrit	18,00	g	31,82
7	Xylit	33,50	g	59,23
8	Magermilchpulver	17,00	g	30,05
9	Inulin	17,00	g	30,05
10	JBK	1,13	g	2,00
11	Salz	0,01	g	0,01
	Gesamt	**565,64**	**g**	**1000,00**

131	18,8%	4,7%	4,1%	1,3
Kalorien	Kohlenhydrate	Eiweiß	Ballaststoffe	Broteinheiten

Zucker: 6,3% Fett: 7,2%

Pfirsich-Himbeer-Eis

	Zutaten	Menge	g	Wunschmenge
1	Pfirsich, frisch	250,00	g	215,20
2	Himbeeren	250,00	g	215,20
3	Mascarpone	150,00	g	129,12
4	Sahne, 30% Fett	150,00	g	129,12
5	Vollmilch	150,00	g	129,12
6	Xylit	37,20	g	32,02
7	Erythrit	37,20	g	32,02
8	Xylit	70,00	g	60,25
9	Magermilchpulver	35,00	g	30,13
10	Inulin	20,00	g	17,22
11	JBK	2,32	g	2,00
12	Salz	0,01	g	0,01
13	Zitronensaft	10,00	g	8,61
	Gesamt	**1161,74**	**g**	**1000,00**

150	18,4%	3,1%	3,4%	1,2
Kalorien	Kohlenhydrate	Eiweiß	Ballaststoffe	Broteinheiten

Zucker: 6,1% Fett: 9,6%

Pfirsich-Sorbet

	Zutaten	Menge	g	Wunschmenge
1	Pfirsich, frisch	700	g	802,53
2	Xylit	28,0	g	32,10
3	Erythrit	28,0	g	32,10
4	Inulin	62,0	g	71,08
5	Xylit	52,5	g	60,19
6	JBK	1,7	g	2,00
	Gesamt	**872**	**g**	**1000,00**

71	19,5%	0,7%	9,1%	1,3
Kalorien	Kohlenhydrate	Eiweiß	Ballaststoffe	Broteinheiten

Zucker: 7% Fett: 0,1%

Bananen-Quark-Eis

	Zutaten	Menge	g	Wunschmenge
1	Bananen	380,00	g	415,83
2	Zitronensaft	7,00	g	7,66
3	Quark 20%	95,00	g	103,96
4	Sahne, 30% Fett	115,00	g	125,84
5	Xylit	29,00	g	31,73
6	Erythrit	29,00	g	31,73
7	Xylit	55,00	g	60,19
8	Magermilchpulver	27,00	g	29,55
9	Inulin	15,00	g	16,41
10	JBK	1,83	g	2,00
11	Salz	0,01	g	0,01
12	Vollmilch	160,00	g	175,09
	Gesamt	**913,84**	**g**	**1000,00**

132	24,2%	3,8%	2,6%	1,8
Kalorien	Kohlenhydrate	Eiweiß	Ballaststoffe	Broteinheiten

Zucker: 10,9% Fett: 5%

Aprikosen-Quark-Eis

	Zutaten	Menge	g	Wunschmenge
1	Aprikosen	240,00	g	409,08
2	Zitronensaft	7,00	g	11,93
3	Quark 20%	115,00	g	196,02
4	Sahne, 30% Fett	115,00	g	196,02
5	Xylit	19,00	g	32,39
6	Erythrit	19,00	g	32,39
7	Xylit	35,50	g	60,51
8	Magermilchpulver	18,00	g	30,68
9	Inulin	17,00	g	28,98
10	JBK	1,17	g	2,00
11	Salz	0,01	g	0,01
	Gesamt	**586,68**	**g**	**1000,00**

130	18,9%	4,7%	3,7%	1,3
Kalorien	**Kohlenhydrate**	**Eiweiß**	**Ballaststoffe**	**Broteinheiten**

Zucker: 6,2% Fett: 7%

Heidelbeer-Eis

	Zutaten	Menge	g	Wunschmenge
1	Heidelbeeren	400,00	g	397,21
2	Sahne, 30% Fett	200,00	g	198,61
3	Vollmilch	200,00	g	198,61
4	Xylit	32,00	g	31,78
5	Erythrit	32,00	g	31,78
6	Xylit	60,00	g	59,58
7	Magermilchpulver	31,00	g	30,78
8	Inulin	40,00	g	39,72
9	JBK	2,01	g	2,00
10	Zitronensaft	10,00	g	9,93
	Gesamt	1007,01	g	1000,00

130	18,4%	2,6%	6,1%	1,3
Kalorien	Kohlenhydrate	Eiweiß	Ballaststoffe	Broteinheiten

Zucker: 6,5% Fett: 6,9%

Heidelbeer-Quark-Eis

	Zutaten	Menge	g	Wunschmenge
1	Heidelbeeren	230,00	g	406,38
2	Zitronensaft	7,00	g	12,37
3	Quark 20%	115,00	g	203,19
4	Sahne, 30% Fett	115,00	g	203,19
5	Xylit	18,47	g	32,64
6	Erythrit	18,47	g	32,63
7	Xylit	34,40	g	60,78
8	Magermilchpulver	17,00	g	30,04
9	Inulin	9,50	g	16,79
10	JBK	1,13	g	2,00
11	Salz	0,01	g	0,01
	Gesamt	**565,98**	**g**	**1000,00**

129	18,6%	4,7%	3,8%	1,3
Kalorien	**Kohlenhydrate**	**Eiweiß**	**Ballaststoffe**	**Broteinheiten**

Zucker: 6% Fett: 7,4%

Hasen-Eis

	Zutaten	Menge	g	Wunschmenge
1	Apfelsaft	124,00	g	150,00
2	Orangensaft	124,00	g	150,00
3	Karottensaft	124,00	g	150,00
4	Orangenschale	8,00	g	9,68
5	Vollmilch	40,00	g	48,39
6	Sahne, 30% Fett	250,00	g	302,42
7	Xylit	26,50	g	32,06
8	Erythrit	26,50	g	32,06
9	Xylit	49,00	g	59,27
10	Magermilchpulver	25,00	g	30,24
11	Inulin	28,00	g	33,87
12	JBK	1,65	g	2,00
13	Salz	0,01	g	0,01
	Gesamt	**826,66**	**g**	**1000,00**

150	20,1%	2,4%	3,9%	1,3
Kalorien	Kohlenhydrate	Eiweiß	Ballaststoffe	Broteinheiten

Zucker: 6,8% Fett: 9,4%

Die Säfte kann man frisch pressen oder fertige Varianten benutzen. Orangenschale bzw. Orangenabrieb nach Geschmack verwenden.

Orangen-Eis

	Zutaten	Menge	g	Wunschmenge
1	Orangensaft	410,00	g	400,76
2	Sahne, 30% Fett	200,00	g	195,49
3	Vollmilch	200,00	g	195,49
4	Xylit	33,00	g	32,26
5	Erythrit	33,00	g	32,26
6	Xylit	64,00	g	62,56
7	Magermilchpulver	31,00	g	30,30
8	Inulin	50,00	g	48,87
9	JBK	2,05	g	2,00
	Gesamt	**1023,05**	**g**	**1000,00**

132	19,0%	2,7%	5,9%	1,3
Kalorien	Kohlenhydrate	Eiweiß	Ballaststoffe	Broteinheiten

Zucker: 7% Fett: 6,7%

Orangen-Quark-Eis

	Zutaten	Menge	g	Wunschmenge
1	Orangen	225,00	g	402,05
2	Zitronensaft	4,00	g	7,15
3	Quark 20%	115,00	g	205,49
4	Sahne, 30% Fett	115,00	g	205,49
5	Xylit	18,00	g	32,16
6	Erythrit	18,00	g	32,16
7	Xylit	33,50	g	59,86
8	Magermilchpulver	17,00	g	30,38
9	Inulin	13,00	g	23,23
10	JBK	1,12	g	2,00
11	Salz	0,01	g	0,01
	Gesamt	**559,63**	**g**	**1000,00**

133	18,7%	4,9%	3,4%	1,3
Kalorien	Kohlenhydrate	Eiweiß	Ballaststoffe	Broteinheiten

Zucker: 6,7% Fett: 7,3%

Pflaumen-Eis

	Zutaten	Menge	g	Wunschmenge
1	Pflaumen	402,00	g	404,43
2	Sahne, 30% Fett	192,00	g	193,16
3	Vollmilch	192,00	g	193,16
4	Xylit	32,00	g	32,19
5	Erythrit	32,00	g	32,19
6	Xylit	61,00	g	61,37
7	Magermilchpulver	30,00	g	30,18
8	Inulin	43,00	g	43,26
9	JBK	1,99	g	2,00
10	Zitronensaft	8,00	g	8,05
11	Salz	0,01	g	0,01
	Gesamt	994,00	g	1000,00

131	19,7%	2,5%	5,2%	1,4
Kalorien	Kohlenhydrate	Eiweiß	Ballaststoffe	Broteinheiten

Zucker: 7% Fett: 6,6%

Pflaumen-Quark-Eis

	Zutaten	Menge	g	Wunschmenge
1	Pflaumen	227,00	g	404,18
2	Zitronensaft	4,00	g	7,12
3	Quark 20%	115,00	g	204,76
4	Sahne, 30% Fett	115,00	g	204,76
5	Xylit	18,00	g	32,05
6	Erythrit	18,00	g	32,05
7	Xylit	33,50	g	59,65
8	Magermilchpulver	17,00	g	30,27
9	Inulin	13,00	g	23,15
10	JBK	1,13	g	2,00
11	Salz	0,01	g	0,01
	Gesamt	**561,63**	**g**	**1000,00**

133	19,4%	4,7%	3,2%	1,3
Kalorien	Kohlenhydrate	Eiweiß	Ballaststoffe	Broteinheiten

Zucker: 6,6% Fett: 7,3%

Sanddorn-Eis

	Zutaten	Menge	g	Wunschmenge
1	Vollmilch	200,00	g	301,58
2	Sahne, 30% Fett	190,00	g	286,50
3	Xylit	23,43	g	35,33
4	Erythrit	23,43	g	35,33
5	Xylit	48,00	g	72,38
6	Magermilchpulver	22,00	g	33,17
7	Inulin	35,00	g	52,78
8	JBK	1,33	g	2,00
9	Sanddornsaft	120,00	g	180,95
	Gesamt	663,18	g	1000,00

162	19,1%	3,3%	6,0%	1,3
Kalorien	Kohlenhydrate	Eiweiß	Ballaststoffe	Broteinheiten

Zucker: 5,6% Fett: 10,1%

Sanddorn-Mascarpone-Eis

	Zutaten	Menge	g	Wunschmenge
1	Sahne, 30% Fett	72,50	g	105,86
2	Mascarpone	70,00	g	102,21
3	Xylit	22,00	g	32,12
4	Erythrit	22,00	g	32,12
5	Xylit	41,00	g	59,87
6	Magermilchpulver	20,00	g	29,20
7	Vollmilch	288,00	g	420,52
8	JBK	1,37	g	2,00
9	Inulin	23,00	g	33,58
10	Sanddornsaft	125,00	g	182,52
	Gesamt	684,87	g	1000,00

148	17,5%	3,6%	4,1%	1,2
Kalorien	Kohlenhydrate	Eiweiß	Ballaststoffe	Broteinheiten

Zucker: 5,7% Fett: 9,2%

Pina-Colada-Eis

	Zutaten	Menge	g	Wunschmenge
1	Ananas	525,00	g	432,33
2	Ananassaft	40,00	g	32,94
3	Limettensaft	10,00	g	8,23
4	Orangensaft	63,00	g	51,88
5	Kokosmilch	200,00	g	164,70
6	Sahne, 30% Fett	100,00	g	82,35
7	Vollmilch	50,00	g	41,17
8	Xylit	39,20	g	32,28
9	Erythrit	39,20	g	32,28
10	Xylit	74,00	g	60,94
11	Magermilchpulver	37,00	g	30,47
12	Inulin	34,50	g	28,41
13	JBK	2,43	g	2,00
14	Salz	0,01	g	0,01
	Gesamt	**1214,34**	**g**	**1000,00**

120	21,4%	2,0%	3,8%	1,5
Kalorien	**Kohlenhydrate**	**Eiweiß**	**Ballaststoffe**	**Broteinheiten**

Zucker: 7,6% Fett: 5,7%

Zur Hälfte der Zeit in der Eismaschine 30g bis 50g Kokoslikör oder Rum (weiß oder braun) zufügen.

Tipp: Etwas Chili, frisch gehackt oder getrocknet, zufügen. Das bringt den besonderen Pfiff.

Kakaofruchtsaft-Sorbet

	Zutaten	Menge	g	Wunschmenge
1	Kakaofruchtsaft	600,00	g	860,58
2	Xylit	22,40	g	32,13
3	Erythrit	22,40	g	32,13
4	Xylit	42,00	g	60,24
5	Inulin	9,00	g	12,91
6	JBK	1,39	g	2,00
7	Salz	0,01	g	0,01
	Gesamt	**697**	**g**	**1000,00**

Kalorien	Kohlenhydrate	Eiweiß	Ballaststoffe	Broteinheiten
86	27,9%	0,4%	10,0%	2,0

Zucker: 11,4% Fett: 0%

Das Kakaofruchtsaft-Sorbet ist das ungewöhnlichste Eis unserer Rezeptsammlung. Kaum jemand kennt den unglaublichen Geschmack des Fruchtfleisches der Kakaofrucht. Eine echte Rarität, mit der man seine Gäste garantiert schwer beeindrucken kann. Das weiße Fruchtfleisch der Kakaofrucht schmeckt exotisch, etwas nach Litschi, Apfel, Erdbeere und irgendwie zitronig, fruchtig, süß. Um dieses Sorbet herzustellen, besorgt man sich Kakofruchtsaft. Das ist gar nicht so leicht, denn es gibt nicht viele Bezugsquellen. Unter www.ma-jus.de findet man einen Shop, über den man Kakaofruchtsaft beziehen kann. Ein Experiment, das sich wirklich lohnt. Auf unserem YouTube Kanal Eis-Abitur gibt es ein Video zum Thema.

After-Eight-Eis

	Zutaten	Menge	g	Wunschmenge
1	After Eight	196,00	g	136,98
2	Sahne, 30% Fett	200,00	g	139,77
3	Vollmilch	800,00	g	559,10
4	Xylit	46,00	g	32,15
5	Erythrit	46,00	g	32,15
6	Xylit	86,00	g	60,10
7	Magermilchpulver	43,00	g	30,05
8	JBK	2,86	g	2,00
9	Inulin	11,00	g	7,69
10	Salz	0,01	g	0,01
	Gesamt	**1430,87**	**g**	**1000,00**

171	27,2%	3,7%	1,1%	2,0
Kalorien	**Kohlenhydrate**	**Eiweiß**	**Ballaststoffe**	**Broteinheiten**

Zucker: 13,9% Fett: 7,9%

Jetzt wird es etwas verrückt und durchaus inkonsequent. Was haben Eissorten mit Schokoriegeln in einem Low-Carb-Eisrezeptbuch zu suchen? Ich kann nichts dafür, Emil wollte das! Nein, das stimmt natürlich nicht, das war ein Wunsch, der sich in unserer Facebookgruppe Eis-Abitur im Laufe unserer Forschungen ergeben hat. Mach uns ein Snickers-Eis ohne Zucker in der Trockenmasse. Lieber weniger davon genießen dürfen als gar nichts. Euer Wunsch ist mir Befehl, deshalb gibt es auch diese Abteilung in unserem Low-Carb-Buch.

Bounty-Eis

	Zutaten	Menge	g	Wunschmenge
1	Bounty	196,00	g	136,98
2	Sahne, 30% Fett	200,00	g	139,77
3	Vollmilch	800,00	g	559,10
4	Xylit	46,00	g	32,15
5	Erythrit	46,00	g	32,15
6	Xylit	86,00	g	60,10
7	Magermilchpulver	43,00	g	30,05
8	JBK	2,86	g	2,00
9	Inulin	11,00	g	7,69
10	Salz	0,01	g	0,01
	Gesamt	**1430,87**	**g**	**1000,00**

179	24,9%	3,9%	1,1%	1,8
Kalorien	**Kohlenhydrate**	**Eiweiß**	**Ballaststoffe**	**Broteinheiten**

Zucker: 11,3% Fett: 9,7%

Mars-Eis

	Zutaten	Menge	g	Wunschmenge
1	Mars	196,00	g	136,98
2	Sahne, 30% Fett	200,00	g	139,77
3	Vollmilch	800,00	g	559,10
4	Xylit	46,00	g	32,15
5	Erythrit	46,00	g	32,15
6	Xylit	86,00	g	60,10
7	Magermilchpulver	43,00	g	30,05
8	JBK	2,86	g	2,00
9	Inulin	11,00	g	7,69
10	Salz	0,01	g	0,01
	Gesamt	**1430,87**	**g**	**1000,00**

173	26,4%	3,7%	1,1%	1,9
Kalorien	**Kohlenhydrate**	**Eiweiß**	**Ballaststoffe**	**Broteinheiten**

Zucker: 13,5% Fett: 8,5%

Snickers-Eis

	Zutaten	Menge	g	Wunschmenge
1	Vollmilch	710,00	g	558,81
2	Sahne, 30% Fett	240,00	g	188,89
3	Xylit	9,00	g	7,08
4	Erythrit	70,00	g	55,09
5	Inulin	10,00	g	7,87
6	Magermilchpulver	39,00	g	30,70
7	Snickers	190,00	g	149,54
8	JBK	2,54	g	2,00
9	Salz	0,01	g	0,01
	Gesamt	**1270,55**	**g**	**1000,00**

179	20,0%	4,8%	1,1%	1,2
Kalorien	**Kohlenhydrate**	**Eiweiß**	**Ballaststoffe**	**Broteinheiten**

Zucker: 12,6% Fett: 11,1%

Toffifee-Eis

	Zutaten	Menge	g	Wunschmenge
1	Toffifee	196,00	g	136,98
2	Sahne, 30% Fett	200,00	g	139,77
3	Vollmilch	800,00	g	559,10
4	Xylit	46,00	g	32,15
5	Erythrit	46,00	g	32,15
6	Xylit	86,00	g	60,10
7	Magermilchpulver	43,00	g	30,05
8	JBK	2,86	g	2,00
9	Inulin	11,00	g	7,69
10	Salz	0,01	g	0,01
	Gesamt	**1430,87**	**g**	**1000,00**

183	25,1%	4,1%	1,1%	1,8
Kalorien	Kohlenhydrate	Eiweiß	Ballaststoffe	Broteinheiten

Zucker: 11,4% Fett: 10,1%

Twix-Eis

	Zutaten	Menge	g	Wunschmenge
1	Twix	196,00	g	136,98
2	Sahne, 30% Fett	200,00	g	139,77
3	Vollmilch	800,00	g	559,10
4	Xylit	46,00	g	32,15
5	Erythrit	46,00	g	32,15
6	Xylit	86,00	g	60,10
7	Magermilchpulver	43,00	g	30,05
8	JBK	2,86	g	2,00
9	Inulin	11,00	g	7,69
10	Salz	0,01	g	0,01
	Gesamt	**1430,87**	**g**	**1000,00**

180	25,8%	3,9%	1,1%	1,9
Kalorien	Kohlenhydrate	Eiweiß	Ballaststoffe	Broteinheiten

Zucker: 11,4% Fett:9,5%

Christstollen-Eis

	Zutaten	Menge	g	Wunschmenge
1	Vollmilch	300,00	g	413,23
2	Sahne, 30% Fett	300,00	g	413,23
3	Xylit	23,26	g	32,04
4	Erythrit	23,26	g	32,04
5	Xylit	44,00	g	60,61
6	Magermilchpulver	22,00	g	30,30
7	JBK	1,45	g	2,00
8	Stollengewürz	4,00	g	5,51
9	Inulin	8,00	g	11,02
10	Salz	0,01	g	0,01
	Gesamt	**725,98**	**g**	**1000,00**

185	17,1%	3,7%	1,2%	1,2
Kalorien	Kohlenhydrate	Eiweiß	Ballaststoffe	Broteinheiten

Zucker: 5,1% Fett: 14%

Eierlikör-Eis

	Zutaten	Menge	g	Wunschmenge
1	Eierlikör	420,00	g	262,07
2	Sahne, 30% Fett	355,00	g	221,51
3	Vollmilch	652,00	g	406,83
4	Vanillezucker	0,00	g	0,00
5	Xylit	52,00	g	32,45
6	Erythrit	52,00	g	32,45
7	Magermilchpulver	48,40	g	30,20
8	Inulin	20,00	g	12,48
9	JBK	3,21	g	2,00
10	Salz	0,01	g	0,01
	Gesamt	**1602,62**	**g**	**1000,00**

187	18,5%	4,1%	1,3%	1,3
Kalorien	Kohlenhydrate	Eiweiß	Ballaststoffe	Broteinheiten

Zucker: 12,2% Fett: 10%

Ja sowas, hier fehlt die zweite Menge Xylit! Das ist Absicht. Für die nötige Gefrierhemmung sorgt der Eierlikör und für die nötige Bindung gleich mit, weshalb es hier keine Bindemittel gibt.

Lebkuchen-Eis

	Zutaten	Menge	g	Wunschmenge
1	Vollmilch	410,00	g	554,98
2	Sahne, 30% Fett	190,00	g	257,19
3	Xylit	24,00	g	32,49
4	Erythrit	24,00	g	32,49
5	Xylit	45,00	g	60,91
6	Magermilchpulver	22,50	g	30,46
7	JBK	1,48	g	2,00
8	Lebkuchengewürz	3,98	g	5,39
9	Kakao	0,80	g	1,08
10	Salz	0,01	g	0,01
11	Inulin	17,00	g	23,01
	Gesamt	**738,77**	**g**	**1000,00**

152	19,4%	3,7%	2,5%	1,2
Kalorien	**Kohlenhydrate**	**Eiweiß**	**Ballaststoffe**	**Broteinheiten**

Zucker: 5,4% Fett: 9,8%

Spekulatius-Eis

	Zutaten	Menge	g	Wunschmenge
1	Lotus Speculoos	230,00	g	90,83
2	Sahne, 30% Fett	200,00	g	78,98
3	Vollmilch	1500,00	g	592,38
4	Mascarpone	180,00	g	71,09
5	Xylit	81,00	g	31,99
6	Erythrit	81,00	g	31,99
7	Xylit	151,00	g	59,63
8	Magermilchpulver	75,00	g	29,62
9	Inulin	24,00	g	9,48
10	JBK	5,06	g	2,00
11	Spekulatiusgewürz	5,06	g	2,00
12	Salz	0,02	g	0,01
	Gesamt	**2532,15**	**g**	**1000,00**

169	22,3%	3,9%	1,2%	1,6
Kalorien	**Kohlenhydrate**	**Eiweiß**	**Ballaststoffe**	**Broteinheiten**

Zucker: 8,5% Fett: 9,1%

Eis mit Ei

Eis mit Ei darf natürlich in einem Low-Carb-Eisrezeptbuch nicht fehlen. Bis jetzt haben wir nur Eis ohne Ei hergestellt, weil es leichter ist und für viele User angenehmer, was die Haltbarkeit und Hygiene betrifft. Auch die Nachhaltigkeit spielt hier eine Rolle, denn wir nutzen bei Eis mit Ei nur das Eigelb. Das Eigelb sorgt für die Bindung, macht das Eis gehaltvoller und cremig. Man kann auch das ganze Ei verwenden, dann erhöht sich aber der Aufschlag und das mag nicht jeder.

Alle Milch-Sahne-Eis-Rezepte aus diesem Buch kann man auch mit Ei herstellen. Dazu ergänzt man die Rezepte um

80g bis 120g Eigelb auf 1.000g Eismasse und halbiert die Menge der Bindemittel um 50%. Pektin nutzen wir nicht. Je mehr Eigelb man nutzt, desto mächtiger wird das Eis.

Eis mit Ei herzustellen ist gar nicht so kompliziert, man muss nur auf die Temperatur achten, damit das Eis nicht zu heiß wird und das Eis nicht stockt. Allerdings darf die Eismasse auch nicht zu wenig Hitze bekommen, denn sonst bindet das Eigelb nicht. Ein Lebensmittelthermometer hilft uns hier gut weiter. 85°C darf die Eismasse nicht überschreiten.

Ein Lebensmittelthermometer leistet uns beim Eis mit Ei gute Dienste, denn das Ei darf nicht stocken. Wenn die Eismasse zu heiß wird, stockt das Ei und ist sie zu kalt ist, dickt die Eismasse nicht an. Mit etwas Übung ist Eis mit Ei aber leicht herzustellen.

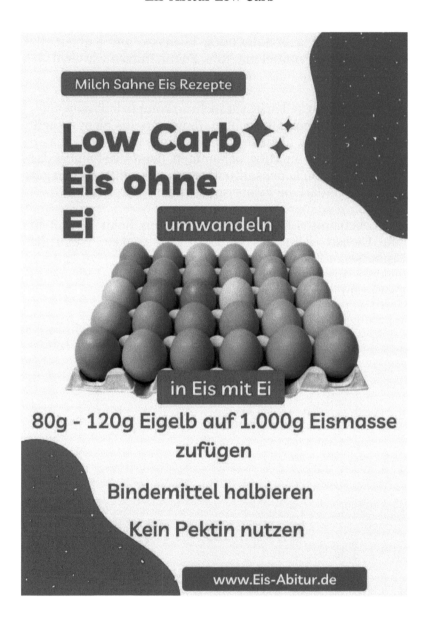

Zubereitung Eis mit Ei

IMMER GEEIGNET, INSBESONDERE WENN GESCHMACKSTRÄGER GESCHMOLZEN WERDEN MÜSSEN

TROCKENMASSE

incl. Gewürze, Schokolade, Vanille etc. abwiegen und vermischen.

FLÜSSIGE ZUTATEN

abwiegen und vermischen ohne Joghurt, Quark, Mascarpone, Früchte, Zitronen- Limettensaft.

ERHITZEN

Zutaten der Trockenmasse und flüssige Zutaten vermischen auf 85°C erhitzen, Eigelb zufügen und wieder auf 85°C erhitzen bis die Eismasse andickt. Immer gut rühren. Mixen im Sinne von pürieren.

REIFEZEIT

Bis die Eismasse kühlschrankkalt ist, ist die nötige Reifezeit erreicht. Längere Reifezeiten sind kein Problem.

KÄSE

Joghurt, Mascarpone, Quark etc. zur Eismasse geben und mixen im Sinne von pürieren.

ZUSAMMENFÜGEN

pürierte Nüsse, Früchte bzw. Geschmacksträger zur Eismasse geben und mixen im Sinne von pürieren.

...und ab damit in die Eismaschine

WWW.EIS-ABITUR.DE

Vanille-Eis mit Ei

	Zutaten	Menge	g	Wunschmenge
1	Vanilleschote	3,67	g	3,00
2	Eigelb	160,00	g	130,58
3	Vollmilch	710,00	g	579,45
4	Sahne, 30% Fett	150,00	g	122,42
5	Xylit	39,20	g	31,99
6	Erythrit	39,20	g	31,99
7	Xylit	74,00	g	60,39
8	Magermilchpulver	37,00	g	30,20
9	Inulin	11,00	g	8,98
10	JBK	1,23	g	1,00
11	Salz	0,01	g	0,01
	Gesamt	**1225,31**	**g**	**1000,00**

155	17,2%	5,5%	1,0%	1,2
Kalorien	**Kohlenhydrate**	**Eiweiß**	**Ballaststoffe**	**Broteinheiten**

Zucker: 5% Fett: 9,9%

Schokoladen-Eis mit Ei

	Zutaten	Menge	g	Wunschmenge
1	Edelbitter-Schokolade 70%	280,00	g	137,03
2	Kakao	30,00	g	14,68
3	Eigelb	200,00	g	97,88
4	Vollmilch	1000,00	g	489,40
5	Sahne, 30% Fett	230,00	g	112,56
6	Xylit	66,12	g	32,36
7	Erythrit	66,12	g	32,36
8	Xylit	125,00	g	61,18
9	Magermilchpulver	30,00	g	14,68
10	Inulin	14,00	g	6,85
11	JBK	2,04	g	1,00
12	Salz	0,02	g	0,01
	Gesamt	**2043,30**	**g**	**1000,00**

209	22,5%	5,1%	1,4%	1,7
Kalorien	**Kohlenhydrate**	**Eiweiß**	**Ballaststoffe**	**Broteinheiten**

Zucker: 7,5% Fett: 14%

Fior di Latte mit Ei

	Zutaten	Menge	g	Wunschmenge
1	Mascarpone	135,00	g	135,00
2	Vollmilch	500,00	g	500,00
3	Eigelb	80,00	g	80,00
4	Sahne, 30% Fett	120,00	g	120,00
5	Xylit	32,00	g	32,00
6	Erythrit	32,00	g	32,00
7	Xylit	60,00	g	60,00
8	Magermilchpulver	30,00	g	30,00
9	Inulin	10,00	g	10,00
10	JBK	1,00	g	1,00
11	Salz	0,01	g	0,01
	Gesamt	**1000,01**	**g**	**1000,00**

183	17,2%	5,2%	1,1%	1,1
Kalorien	**Kohlenhydrate**	**Eiweiß**	**Ballaststoffe**	**Broteinheiten**

Zucker: 5% Fett: 13,3%

Dieses Rezept eignet sich besonders gut für Spaghetti-Eis.

Erdbeer-Eis mit Ei

	Zutaten	Menge	g	Wunschmenge
1	Erdbeeren	520,00	g	400,60
2	Zitronensaft	12,00	g	9,24
3	Eigelb	120,00	g	92,45
4	Vollmilch	200,00	g	154,08
5	Sahne, 30% Fett	200,00	g	154,08
6	Xylit	42,00	g	32,36
7	Erythrit	42,00	g	32,36
8	Xylit	77,75	g	59,90
9	Magermilchpulver	39,00	g	30,04
10	Inulin	44,00	g	33,90
11	JBK	1,30	g	1,00
12	Salz	0,01	g	0,01
	Gesamt	**1298,06**	**g**	**1000,00**

141	17,4%	3,8%	4,3%	1,2
Kalorien	**Kohlenhydrate**	**Eiweiß**	**Ballaststoffe**	**Broteinheiten**

Zucker: 5,3% Fett: 8,3%

Himbeer-Eis mit Ei

	Zutaten	Menge	g	Wunschmenge
1	Himbeeren	520,00	g	411,30
2	Zitronensaft	12,00	g	9,49
3	Eigelb	120,00	g	94,92
4	Vollmilch	200,00	g	158,19
5	Sahne, 30% Fett	200,00	g	158,19
6	Xylit	41,00	g	32,43
7	Erythrit	41,00	g	32,43
8	Xylit	76,00	g	60,11
9	Magermilchpulver	38,00	g	30,06
10	Inulin	15,00	g	11,86
11	JBK	1,26	g	1,00
12	Salz	0,01	g	0,01
	Gesamt	**1264,27**	**g**	**1000,00**

140	17,2%	4,1%	3,2%	1,2
Kalorien	**Kohlenhydrate**	**Eiweiß**	**Ballaststoffe**	**Broteinheiten**

Zucker: 4,9% Fett: 8,5%

Pfirsich-Eis mit Ei

	Zutaten	Menge	g	Wunschmenge
1	Pfirsich, frisch	520,00	g	407,59
2	Zitronensaft	12,00	g	9,41
3	Eigelb	120,00	g	94,06
4	Vollmilch	200,00	g	156,77
5	Sahne, 30% Fett	200,00	g	156,77
6	Xylit	41,00	g	32,14
7	Erythrit	41,00	g	32,14
8	Xylit	77,00	g	60,35
9	Magermilchpulver	38,50	g	30,18
10	Inulin	25,00	g	19,60
11	JBK	1,28	g	1,00
12	Salz	0,01	g	0,01
	Gesamt	**1275,79**	**g**	**1000,00**

143	18,9%	3,9%	3,0%	1,3
Kalorien	**Kohlenhydrate**	**Eiweiß**	**Ballaststoffe**	**Broteinheiten**

Zucker: 6,3% Fett: 8,3%

Malaga-Eis mit Ei

	Zutaten	Menge	g	Wunschmenge
1	Mascarpone	145,00	g	145,00
2	Vollmilch	500,00	g	500,00
3	Eigelb	80,00	g	80,00
4	Sahne, 30% Fett	120,00	g	120,00
5	Xylit	32,00	g	32,00
6	Erythrit	32,00	g	32,00
7	Xylit	50,00	g	50,00
8	Magermilchpulver	30,00	g	30,00
9	Inulin	10,00	g	10,00
10	JBK	1,00	g	1,00
11	Salz	0,01	g	0,01
	Gesamt	1000,01	g	1000,00

184	16,2%	5,2%	1,1%	1,1
Kalorien	Kohlenhydrate	Eiweiß	Ballaststoffe	Broteinheiten

Zucker: 5,1% Fett: 13,7%

Zur Hälfte der Zeit in der Eismaschine fügt man 30g bis 50g in Malaga-Dessertwein eingelegte Rosinen hinzu. Wer es kräftiger mag, nimmt Rum. Bei sehr starkem Rum reduziert man die Menge Xylit2 um 5g.

194

Zitronen-Eis mit Ei

	Zutaten	Menge	g	Wunschmenge
1	Zitronensaft	140,00	g	191,06
2	Vollmilch	200,00	g	272,95
3	Eigelb	70,00	g	95,53
4	Sahne, 30% Fett	200,00	g	272,95
5	Xylit	23,50	g	32,07
6	Erythrit	23,50	g	32,07
7	Xylit	44,00	g	60,05
8	Magermilchpulver	22,00	g	30,02
9	Inulin	9,00	g	12,28
10	JBK	0,73	g	1,00
11	Salz	0,01	g	0,01
	Gesamt	**732,74**	**g**	**1000,00**

173	17,6%	4,4%	1,6%	1,1
Kalorien	Kohlenhydrate	Eiweiß	Ballaststoffe	Broteinheiten

Zucker: 4,5% Fett: 12,3%

Hasen-Eis mit Ei

	Zutaten	Menge	g	Wunschmenge
1	Apfelsaft	124,00	g	139,03
2	Orangensaft	124,00	g	139,03
3	Karottensaft	124,00	g	139,03
4	Orangenschale	8,00	g	8,97
5	Eigelb	72,00	g	80,73
6	Vollmilch	40,00	g	44,85
7	Sahne, 30% Fett	250,00	g	280,30
8	Xylit	29,00	g	32,51
9	Erythrit	29,00	g	32,51
10	Xylit	54,00	g	60,54
11	Magermilchpulver	27,00	g	30,27
12	Inulin	10,00	g	11,21
13	JBK	0,89	g	1,00
14	Salz	0,01	g	0,01
	Gesamt	**891,90**	**g**	**1000,00**

166	19,9%	3,6%	1,6%	1,3
Kalorien	**Kohlenhydrate**	**Eiweiß**	**Ballaststoffe**	**Broteinheiten**

Zucker: 6,3% Fett: 11,3%

Die Säfte kann man frisch pressen oder fertige Varianten benutzen. Orangenschale bzw. Orangenabrieb nach Geschmack verwenden.

Wiener Melange NL

	Zutaten	Menge	g	Wunschmenge
1	Vollmilch	120,00	g	192,89
2	Sahne, 30% Fett	120,00	g	192,89
3	Xylit	20,00	g	32,15
4	Erythrit	20,00	g	32,15
5	Xylit	37,50	g	60,28
6	Magermilchpulver	19,00	g	30,54
7	JBK	0,62	g	1,00
8	Espresso	200,00	g	321,48
9	Inulin	30,00	g	48,22
10	Salz	0,01	g	0,01
11	Eigelb	55,00	g	88,41
	Gesamt	622,13	g	1000,00

146	18,3%	4,1%	4,9%	1,3
Kalorien	Kohlenhydrate	Eiweiß	Ballaststoffe	Broteinheiten

Zucker: 3,5% Fett: 9,4%

Die warme Eismasse mit 10 ganzen Kaffeebohnen reifen lassen, die man nach dem Reifen wieder entfernt.

Mit der Zugabe von 30g bis 50g Cognac zur Hälfte der Zeit in der Eismaschine, wird aus der Wiener Melange NL eine Wiener Kaiser Melange NL. NL steht für Niederlande, denn dort wird die Wiener Melange mit Eigelb zubereitet.

Bilanzieren

Das Prinzip

Jetzt wird es spannend. Wir wollen nun das Bilanzieren erlernen. Das geht eigentlich ganz einfach, wenn man einmal weiß, wie es funktioniert. Wir bilanzieren unsere Rezepte mit einer feinen Tabellenkalkulation, unserer „Eisbilanz".

Jeder User dieses Buches kann die Eisbilanz kostenlos auf unserer Homepage www.Eis-Abitur.de im Bereich Eisbilanz anfordern. Alternativ sendet man eine Mail an LCDatei@Eis-Abitur.de und erhält umgehend eine Antwortmail, die alle Informationen beinhaltet, die man benötigt, um die Eisbilanz zu erhalten.

Die Eisbilanz ist eine Exceltabelle. Sie funktioniert aber auch mit anderen Tabellenkalkulation wie „Open Office", „Google Tabellen" und auf Apple Geräten mit dem Programm „Numbers".

Am besten lädt man sich die Datei auf einen PC, Laptop oder ein Tablet. Sie funktioniert auch auf dem Smartphone mit einer entsprechenden App. Das Arbeiten auf dem Smartphone ist allerdings etwas fummelig.

Klickt man die Datei nun an und hat eine App wie Excel, Open Office, Numbers oder Google Tabellen auf dem Gerät installiert, sollte sich die Datei öffnen und bearbeiten lassen. In manchen Fällen muss man die Bearbeitung in seinem Programm freigeben, da sie extern ist, von außen kommt und da sperren manche Programme die Bearbeitung aus Sicherheitsgründen. In diesem Falle funktionieren auch die Links im Inhaltsverzeichnis nicht, die zu den einzelnen Rezepten führen. In der Regel erscheint eine Fehlermeldung mit der Möglichkeit, die Bearbeitung zu gestatten. Danach sollte alles funktionieren.

Ist die Datei einsatzbereit, können wir schon loslegen. Nach dem Starten der Datei landet man im Normalfall auf der Begrüßungsseite. Die Datei enthält verschiedene Arbeitsblätter wie „Inhalt", Low Carb", „Zutatenliste", „Freie Rezepte" etc.

Klicken wir zunächst auf das Arbeitsblatt „Inhalt". Hier findet man alle unsere Rezepte, die nur angeklickt werden müssen und man wird sofort zum gewünschten Rezept geführt. Wir wollen aber nun das Arbeitsblatt wechseln, um das Bilanzieren zu erlernen. Dazu finden wir auf dem Bildschirm ganz unten neben dem Arbeitsblatt „Inhalt" das Arbeitsblatt „Bilanzieren Kurs", das blau hinterlegt ist. Dort klicken wir einmal drauf und schon sind wir mitten im Kurs und haben das Bilanzieren fast erlernt.

Wir benötigen neben der Tabellenkalkulation unsere Spickzettel für die Bilanzierung. Diese findet Ihr am Ende des Buches noch einmal gesammelt hintereinander weg.

Zunächst interessieren uns in der geöffneten Eisbilanz auf dem Arbeitsblatt „Bilanzieren Kurs" die grünen Felder in der Spalte F in den Zeilen 1 und 2. Dort steht das Wort „Wunschmenge" und darunter der Wert „1000". Das bedeutet, dass wir ein Rezept kalkulieren, das am Ende eine Menge von 1.000g hat, so wie wir es aus unseren Rezepten schon kennen. Es ist am einfachsten, immer mit der Wunschmenge 1000 zu kalkulieren, das rechnet sich leichter und passt gut zu unseren Spickzetteln, die sich mit Mengenangaben immer auf 1.000g beziehen.

Jedes Arbeitsblatt mit unseren Rezepten hat in der Spalte F den grünen Bereich „Wunschmenge". Wer seine Eismaschine am Ende nur mit 750g füllen möchte oder mit 1.500g, überschreibt einfach den Wert „1000" mit seiner Wunschmenge und schon werden alle Zutaten aller Rezepte auf diesem Arbeitsblatt entsprechend umgerechnet. Alles klar?

Dann machen wir mal weiter. Sehen wir uns die Tabelle an, die mit „Bilanz 1" betitelt ist. Dort ist Platz für ein Rezept, eine Bilanz, mit 14 Zutaten. Jetzt stehen dort nur die Zutaten „Wasser" und rechts neben der ersten Zutat „Wasser" in der Spalte „D" die Beschriftung „Menge", in der der Wert „1" eingetragen ist. In dieser Spalte D, unter „Menge" kalkulieren wir unser Eis. Alle Werte, die wir dort eintragen, werden automatisch auf unsere Wunschmenge umgerechnet.

Derzeit haben wir also nur eine Zutat mit einer Menge belegt, nämlich „Wasser" mit dem Wert „1g". Umgerechnet auf 1.000g Eismasse hat unser Rezept 1.000g Wasser als Inhalt, also ein 1A Wassereis. Schmecken wird das nicht, weshalb wir nun ein Erdbeer-Joghurt-Eis daraus machen. Seid Ihr bereit?

Alle Zutaten, die wir für unser Erdbeer-Joghurt-Eis benötigen, kennt die Tabelle schon. Unter den Arbeitsblättern ganz unten auf dem Bildschirm gibt es das Arbeitsblatt „Zutatenliste", dort sind alle Zutaten hinterlegt und dort kann man auch neue Zutaten einfügen. Aber dazu kommen wir später.

Wir überlegen uns nun, was wir für unser Rezept brauchen. Auf jeden Fall brauchen wir Erdbeeren und Joghurt, wir wählen hier Joghurt 3,5% Fett. Das sind unsere Geschmacksträger. Darüber hinaus benötigen wir natürlich auch Vollmilch, Sahne, Xylit, Erythrit, Magermilchpulver, Inulin und JBK. Am Ende auch noch die übliche Prise Salz. Wir wissen bereits, dass ein Joghurt-Eis auch Joghurtpulver enthalten muss, um richtig lecker zu sein und was macht den Joghurt frisch? Etwas Zitronensaft. Den Zitronensaft zählen wir zu den Geschmacksträgern und das Joghurtpulver packen wir unter das Magermilchpulver in der Bilanz. Wir sortieren also unsere Zutaten wie ein Skatblatt, um die Übersicht zu behalten.

Die nächste Tabelle „Bilanz 2" zeigt uns das. Wir überschreiben dazu den Wert „Wasser" in Spalte „C" mit unseren Zutaten. Dabei muss man aufpassen, dass die Zutaten richtig geschrieben werden. Ändert man z.B. die Zutat „Vollmilch" und schreibt stattdessen „Volllmilch", meckert die Tabelle und schreibt den Wert „#NV" in die Kalkulation in die entsprechenden Spalten unter den Bereichen „Wasser", „Zucker", „Fett", „Trockenmasse" und „Kalorien". „NV" sagt uns, dass unsere Tabelle diese Zutat nicht kennt. Sie ist also entweder falsch geschrieben oder die Zutat muss erst noch angelegt werden. Die richtige Schreibweise muss man etwas üben. Einfach „Zucker" wird nichts, die Zutat heißt „Zucker, weiß". Das Komma und die Leertaste nicht vergessen. Mit etwas Übung hat man damit keine Probleme, zur Not schaut man auf das Arbeitsblatt „Zutatenliste" und sieht die dort hinterlegte Schreibweise.

Wir ändern nun die Zutat „Volllmilch" wieder in „Vollmilch" und die Tabelle meckert nicht mehr. Nun haben wir aus unserem Wassereis ein Erdbeereis gemacht, das zu 100% aus Erdbeeren besteht. Das wird uns auch nicht gefallen, deshalb kalkulieren wir nun die anderen Zutaten hinzu. In der „Bilanz 2" ist das schon erledigt, Ihr müsst also selbst nichts eintragen oder ändern, es wird hier nur erklärt, was, warum gemacht wurde.

1g Erdbeeren liefert keinen großen Geschmack. Richtig erdbeerig wird es, wenn wir so viel Erdbeeren wie möglich in das Eis bekommen. Bei Eis mit Früchten sollte man bei etwa 400g Frucht auf 1.000g Eismasse liegen. Wir überschreiben den Wert „1" in der Spalte „D" rechts neben den Erdbeeren einfach mal mit 400. Auch das ist schon erledigt, wie alle weiteren Schritte auch. Jetzt geht es nur darum, zu verstehen, was wo eingetragen wird und wie die Tabelle auf die Werte reagiert. Verändert ruhig die Werte in der Spalte D und Ihr seht, wie die Tabelle darauf reagiert.

Der nächste Geschmacksträger ist der Joghurt, da nehmen wir mal 150g. Wir wollen in der Kalkulationsmenge, die unter der letzten Zutat summiert wird, beim Kalkulieren etwa auf 800g bis 1.000g kommen, das erleichtert uns das Kalkulieren. Wie wird gleich klar.

Der nächste Geschmacksträger ist der Zitronensaft. Da nimmt man etwa 5g bis 10g auf 1.000g Eismasse, wenn das Eis nur eine kleine frische Note haben soll. Also tragen wir hier die Menge 8g ein, Warum 8g Zitronensaft? Weil 8g auf 1.000g Eismasse eine prima Frische geben. Das ist einfach ein Erfahrungswert.

Die nächste Zutat ist die Vollmilch. Da der Joghurt uns schon Wasser in die Bilanz bringt, nehmen wir nur 80g Vollmilch, bei einem Eis mit Schokolade, die kaum Wasser liefert, würden wir mehr Milch nehmen. Das sind auch Erfahrungswerte, dafür bekommt man mit der Zeit ein Gefühl.

Nach der Vollmilch folgt die Sahne. Hier kalkulieren wir 150g.

Unsere flüssigen Zutaten haben wir nun. Jetzt müssen wir die trockenen Zutaten kalkulieren, damit wir eine ausgeglichene Bilanz mit möglichst vielen grünen Werten in der Zeile „Bilanzierungsbewertung" bekommen.

Und schon sind wir beim Low Carb System 32 32 96.

Beim Bilanzieren konzentrieren wir uns jetzt auf die nötige Gefrierhemmung, damit unser Eis die Tiefkühle gut übersteht. Die Gefrierhemmung erreichen wir zur Hälfte mit 32g Xylit und 32g Erythrit auf 1.000g Eismasse. Wir kalkulieren in der Spalte D also 32g Xylit und 32g Erythrit.

In der Tabelle gelangen wir nun zur zweiten Menge Xylit. Wir haben schon gelernt, dass wir mit dieser Menge die zweite Hälfte der Gefrierhemmung erreichen, wenn wir hier etwa 60g auf 1.000g Eismasse kalkulieren. Tragen wir also 60g in die Spalte D ein. Damit haben wir die Gefrierhemmung erreicht.

Standardmäßig kalkulieren wir laut Spickzettel 30g Magermilchpulver und 40g Joghurtpulver auf 1.000g Eismasse. Beide Werte tragen wir in die Tabelle in Spalte D ein.

Die Kalkulation zeigt uns nun einen Wasseranteil von 68,0% an. Das ist noch zu viel, wir dürfen höchstens 65% Wasser bei einem Milch-Sahne-Eis haben. Es fehlt also noch Trockenmasse. Diese füllen wir in der 3. Tabelle nun mit Inulin auf. In unserem System 32 32 96 steht die 96 für die höchstmögliche Menge, die wir an Inulin auf 1.000g einsetzen können. Die 96g werden wir hier nicht benötigen, es fehlen ja nur noch 3% Trockenmasse. Trotzdem kalkulieren wir erst einmal die 96g in Spalte D bei der Zutat Inulin.

Die Bilanz zeigt uns nun einen Wert von 61,9% Trockenmasse an und ist im grünen Bereich. In Spalte D haben wir eine Gesamtmenge von 1078g Eismasse kalkuliert.

Umgerechnet auf 1.000g Eismasse sehen wir, dass wir im Moment unsere Sollwerte bei der Gefrierhemmung nicht mehr haben, Xylit1 und Erythrit liegen unter 32g und auch die Menge Xylit2 liegt unter 60g. Darüber hinaus haben wir die 30g Magermilchpulver noch nicht erreicht und auch die 40g Joghurtpulver stimmen noch nicht.

Jetzt kommt die Feinabstimmung.

In der Bilanz 4 verringern wir die Menge Inulin so weit wie möglich. 65% Trockenmasse wollen wir erreichen. Im Moment liegen wir bei 61,9%.

Überschreiben wir den Wert 96 beim Inulin mit 80 sehen wir, dass der Wassergehalt auf 62,9% steigt und auch die Werte Xylit, Erythrit, Magermilchpulver und Joghurtpulver steigen. Wir sind also auf dem richtigen Weg. So machen wir weiter und kürzen die Menge Inulin. Geben wir den Wert 45 ein, erreichen wir einen Wassergehalt von 65%. Der Wert ist gerundet, wahrscheinlich liegt er etwas höher, weshalb der Wert noch nicht grün hinterlegt ist. Das macht aber nichts, wir sind ja noch nicht fertig.

Schauen wir uns unsere Werte an, erkennen wir, dass die Mengen Xylit, Erythrit, Magermilchpulver und Joghurtpulver fast stimmen, es fehlt aber noch etwas. Weiter stellen wir fest, dass die Erdbeeren unter 400g liegen, nämlich bei 389,48g auf 1.000g Eismasse. Jedes Gramm Erdbeeren bringt uns Geschmack, deshalb wollen wir das so nicht lassen. Die 400g Erdbeeren wollen wir im Rezept haben, da sind wir zickig.

Also kalkulieren wir weiter. Jetzt nicht in Panik verfallen, am Anfang ist das etwas kompliziert, bis man alle Werte so hat, wie man sie haben will. Am Anfang wird man fast verrückt, weil es einfach nicht stimmen will. Gibt man mehr Erdbeeren ins Eis, hat man wieder mehr Wasser, die Werte Xylit etc. stimmen nicht mehr und die Lust am Kalkulieren vergeht einem.

Lasst Euch davon nicht entmutigen. Mit etwas Übung bekommt man ein Gefühl dafür und weiß, wie man zu den richtigen Werten kommt.

Also machen wir in der Bilanz 5 weiter.

Zunächst erhöhen wir mal den Wert der Erdbeeren, wir wollen auf 400g kommen. Der Trick ist, jetzt mutig zu sein und die Menge Erdbeeren so zu erhöhen, dass wir bei der Wunschmenge auf etwa 420g kommen. Zu viel, aber wir werden im Gegenzug die Trockenmasse anpassen müssen und dadurch werden sich die 420g wieder automatisch verringern.

Um 420g Erdbeeren bei der Wunschmenge zu erreichen, überschreiben wir den Wert der Erdbeeren in Spalte D mit 460. Bei der Wunschmenge liegen wir nun bei den Erdbeeren auf 423,18g. Die Werte der Trockenmasse stimmen fast. Diese gleichen wir nun in der Bilanz 6 an.

Wir erhöhen in der Bilanz Xylit1 und Erythrit von 32g in Spalte D auf 36g. Xylit2 erhöhen wir auf 67g, das Magermilchpulver auf 34g und das Joghurtpulver auf 45g. Und siehe da, plötzlich stimmen die Werte fast perfekt. Die Erdbeeren liegen über 400g, die volle Gefrierhemmung ist vorhanden, Xylit1 und Erythrit haben je 32,40g und Xylit2 liegt bei 60,31g. Nur die Trockenmasse liegt noch nicht im grünen Bereich, sie zeigt zwar 65% an, leuchtet aber noch gelb. Es kann sich also nur um eine Kleinigkeit handeln.

Wer gut aufgepasst hat wird schon bemerkt haben, dass wir die Bindemittel, also JBK noch nicht kalkuliert haben. Genau die 2g auf 1.000g Eismasse fehlen noch und damit müsste unsere Bilanz im grünen Bereich sein.

Fügen wir in Bilanz 7 also JBK hinzu. Kalkulieren wir in Spalte D bei JBK 2,23g, erhalten wir genau 2g JBK auf 1.000g Wunschmenge. So soll es sein. Alle anderen Werte stimmen auch, der Wassergehalt liegt bei 64,9% und ist im grünen Bereich. Alles super.

Und weil wir uns so freuen, werden wir übermütig und perfektionieren unser Rezept in der Bilanz 8. Dort haben wir noch die Position Salz und die Position Wasser. Jede Süßspeise sollte eine Prise Salz enthalten, sie dient als Geschmacksverstärker. 0,01g Salz ist eine Prise, die wiegen wir natürlich nicht ab, das machen wir freihändig.

Und was machen wir mit der Position Wasser? Kann man im Prinzip so lassen, man kann sein Rezept aber auch noch verfeinern und z. B. die Position Wasser mit Vanilleschote überschreiben und unserem Eis eine halbe Vanilleschote zufügen. Das ist im Erdbeereis besonders lecker. Eine halbe

Vanilleschote belege ich immer mit 0,5g auf 1.000g Eismasse.

Damit haben wir ein tolles Low-Carb-Erdbeer-Vanille-Joghurt-Eis bilanziert.

Und was sagt die fertige Bilanz zum Thema Verträglichkeit? Xylit und Erythrit liegen im grünen Bereich. Von den möglichen 96g Inulin auf 1.000g Eismasse haben wir nur 40,40g auf 1.000g Eismasse. Wenn wir davon ausgehen, dass 20g Inulin als Tagesbedarf keine Probleme bei der Verdauung bereiten, könnte man von diesem Eis glatt 500g so weglöffeln. Wenn eine durchschnittliche Kugel Eis 50g wiegt, wären das 10 Kugeln Erdbeer-Vanille-Joghurt-Eis. Das sollte doch reichen!

Die Nährwerte von unserem Eis zeigt uns die Eisbilanz natürlich auch an. Wir haben 124 Kalorien auf 100g Eis erreicht, 14,8% Kohlenhydrate, 1,7% Eiweiß, 4,2% Ballaststoffe und 1,0 Broteinheiten. Der Zuckergehalt liegt bei 7,8% und der Fettgehalt bei 5%.

Wer unsere gerade erstellte Bilanz mit dem Rezept für Erdbeer-Joghurt-Eis in diesem Buch vergleicht, wird feststellen, dass ich etwas anders kalkuliert habe. Das ist aber reine Geschmackssache. In meinem Rezept verwende ich mehr Joghurt, weniger Milch und Sahne und etwas mehr Inulin. Beim Bilanzieren kann jeder seine eigene Note entwickeln.

So funktioniert das Bilanzieren. Am Anfang scheint es kompliziert, aber wie gesagt: Die Übung macht die Meister! Das schafft Ihr schon. Und wenn es mal nicht so richtig funktionieren will, in unserer Facebookgruppe Eis-Abitur findet Ihr immer Hilfe.

Eine prima Hilfe ist bei einer Tabellenkalkulation auch die „Was wäre wenn Analyse", hier die Zielwertsuche. Wer sich damit auskennt, wird viel Freude damit haben.

Viel Spaß beim Kalkulieren Eurer eigenen Rezepte!

Dieser neue Spickzettel erleichtert uns das Bilanzieren sehr, denn er zeigt uns noch einmal sehr übersichtlich, welche Mengen wir von welchen Zutaten bilanzieren.

Mengen der Zutaten bezogen auf 1.000g Eismasse.

Gewürze 1g bis 10g oder mehr	Zimt 1g bis 10g	Glycerin[1] bis 20g
Xylit 1 32g	Magermilchpulver 30g	Vanille 3g
Xylit 2 60g	Joghurtpulver 20 - 40g	Salz 0,01g
Erythrit 32g	Früchte 400g bei Sorbet bis 800g	Kakao Bis 30g auf 1.000g
Inulin bis 96g	Schokolade Kuvertüre 60g bis 150g oder mehr	Eigelb Bis 150g auf 1.000g
Emil Trick 17 15g	JBK ohne Ei[2] 2g auf 1.000g	JBK mit Ei 1g auf 1.000g

[1] Wird nicht bilanziert, ist Zusatz zur Hälfte der Zeit in der Eismaschine.   [2] Spickzettel JBK, Guarkernmehl, Pektin beachten.

Eis-Abitur.de

Zutaten zufügen

Ein Schritt zum freien Bilanzieren fehlt noch: Das Anlegen einer neuen Zutat. Das geht eigentlich auch ganz einfach. Zunächst wechselt man auf das Arbeitsblatt „Zutatenliste". In der Spalte A sind alle Zutaten mit ihrem Namen aufgeführt. Nehmen wir an, die Zutat Mango gäbe es noch nicht. Als erstes gibt man in Spalte A den Namen ein, also Mango. Nun bemüht man das Internet und sucht nach:

Mango Nährwerte. Sofort erhält man eine Vielzahl von Seitenvorschlägen, die sich mit den Nährwerten von Mangos beschäftigen. Davon sucht man sich eine aus. Zu empfehlen ist die Seite Nahrwertrechner.de. Hier findet man fast immer alle nötigen Werte.

Ruft man die Seite auf, findet man eine Tabelle mit den Nährwerten für Mango, bezogen auf 100g. Diese Werte tragen wir nun in unsere Liste ein. Oben angefangen finden wir 60 Kalorien. Die tragen wir ein. Jetzt suchen wir den Wert Kohlenhydrate. Dort steht 12,8%, davon Zucker 12,5%. Die 12,8% tragen wir in die Spalte Kohlenhydrate ein, die 12,5% unter Zucker. Jetzt brauchen wir noch den Wert für Fett 0,5%, die Kalorien 60, Ballaststoffe 1,7%, Eiweiß 0,60% und die Broteinheiten mit dem Wert von 1,0.

Die Seite Nährwertrechner.de zeigt für die meisten Zutaten auch den Wassergehalt an. Das ist für uns perfekt, den übernehmen wir. Bei Mango sind es 83g, also 83%. Eine Zutat, die zu 83% aus Wasser besteht, besteht dann natürlich zu 17% aus Trockenmasse. Diesen Wert tragen wir ein und schon ist die Zutat Mango angelegt. Speichern nicht vergessen.

Manchmal ist es so, dass man für ein Produkt keine eindeutigen Angaben im Netz findet. Bei Schokoriegeln z. B. kann es schwierig werden. Das macht aber nichts, wir schauen einfach auf die Packung. Wir finden immer die Angaben für Kalorien und für Fett. Diese tragen wir ein. Weiter finden wir Kohlenhydrate mit der Bemerkung: Davon Zucker. Hier übernehmen wir den Zuckerwert und die Kohlenhydrate. Weiter sind in der Regel auch die Kalorien, die Ballaststoffe und der Eiweißgehalt angegeben. Zur Ermittlung der Trockenmasse addieren wir alle trockenen Bestandteile, die in g angegeben sind. Fett, Kohlenhydrate incl. Zucker, Eiweiß, Ballaststoffe und was sonst so angegeben ist. Das ist Summe ist unsere Trockenmasse. Diesen Wert tragen wir ein. Die Differenz zu 100 ist der

Wassergehalt. Die Broteinheiten ermittelt man, indem man den Wert Kohlenhydrate durch 12 teilt.

So kann man alle möglichen Zutaten anlegen.

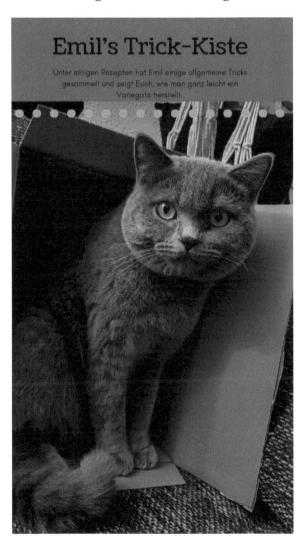

Fertigpulver

Wer bis hierhin prima mitgekommen ist und bereits erste Bilanzen selbst erstellt hat, hat sein Eis-Abitur schon fast in der Tasche. Jetzt kommen die Kenntnisse, die wir benötigen, um frei und unabhängig von teuren Fertigpulvern zu sein. Im Prinzip sind wir das längst, aber einen Vorteil der teuren Fertigpulver müssen wir noch erreichen, nämlich die Schnelligkeit bei der Herstellung der Eismasse. In unserem Eis-Abitur Klassenbuch ist uns das perfekt gelungen. Mit der Mischung „Emil -18" für Milch-Sahne-Eis und „Emil -18J" für Joghurteis können wir uns aus unseren eigenen Zutaten Fertigpulver erstellen, das alle Zutaten der Trockenmasse incl. der Bindemittel enthält, mit Ausnahme des Zuckers. Alle anderen Zutaten stehen immer im gleichen Verhältnis und können perfekt miteinander vermischt werden. Eine tolle Erfindung, die ich Euch für unser Low-Carb-Eis auch gerne zur Verfügung stellen würde. Allerdings habe ich mich dagegen entschieden. Für mich geht die Verträglichkeit vor Schnelligkeit. Es gibt Low Carb Fertigpulver auf dem Markt, die auch funktionieren, sie haben allerdings einen Nachteil: Die Verträglichkeit. Da steht dann ein Hinweis auf der Verpackung: „Übermäßiger Gebrauch kann zu Verdauungsproblemen führen!"

Diese Fertigpulver für die zuckerfreien Varianten bestehen in der Regel aus Xylit, Erythrit und Inulin. Bindemittel sind nicht enthalten, da benötigt man ein weiteres Fertigpulver. Die Fertigpulver für die Bindemittel bestehen in der Regel aus den Bindemitteln Johannisbrotkernmehl, Guarkernmehl und einer dritten Komponente, wie z. B. Pektin. Diese Bindemittel werden gestreckt, damit man sie höher dosieren kann. Das hat den Vorteil, dass man sich die Feinwaage erspart, denn 15g Fertigpulver kann man mit der normalen Waage leicht abwiegen, man muss nicht 1g hiervon und 1g davon genau abwiegen. Gestreckt werden diese Bindemittel allerdings in der Regel mit Dextrose und das finde ich inkonsequent. Nun kann man der Meinung sein, dass 10g bis 12g Dextrose auf 1.000g Eismasse akzeptabel sind, für mich passt das zwar nicht ins Low Carb Konzept, aber dennoch haben wir ein solches Fertigpulver für Euch entwickelt. Es kann ja jeder selbst entscheiden, wie streng man Low Carb nehmen möchte.

Die auf dem Markt erhältlichen zuckerfreien Fertigpulver werden nahezu immer in der gleichen Konzentration eingesetzt, etwa 160g auf 1.000g Eismasse. Die restliche Trockenmasse wird mit zusätzlichem Xylit aufgefüllt und z.B. Magermilchpulver, wie bei uns auch. Unser System 32 32 96 ergibt auch 160g. Dann nutzen wir allerdings immer volle 96g Inulin auf 1.000g Eismasse. Es würde also immer der Warnhinweis gelten, dass „übermäßiger Gebrauch" zu Verdauungsproblemen führen kann. Genau das möchte ich vermeiden, deshalb ist jedes einzelne Rezept so bilanziert, dass es so verträglich wie möglich ist. Daraus ergibt sich, dass unsere Rezepte immer am oberen Rand des Wassergehaltes bilanziert sind. Etwas weniger Wasser und dadurch mehr Trockenmasse, wäre gut für die Konsistenz, aber eine mögliche Verbesserung der Konsistenz, zu Lasten der Verträglichkeit, stellt nach meiner Definition, unter dem Strich, eine Verschlechterung dar.

Dennoch können wir für unsere sehr ausgewogenen Rezepte auch Fertigpulver herstellen, die uns Wiegevorgänge und damit Zeit bei der Herstellung einer Eismasse ersparen. Das funktioniert immer dort, wo die Parameter bei allen Rezepten gleich sind.

Immer gleich ist der Einsatz der Bindemittel, nämlich immer 2g auf 1.000g Eismasse bei der kalten Zubereitung und immer 3g bei der warmen Zubereitung.

Immer gleich sind auch die Mengen Xylit1 und Erythrit, nämlich je 32g auf 1.000g Eismasse.

Fangen wir an

Emil Cool

Emil Cool ist das fertige Bindemittel für die kalte Zubereitung. Es besteht zu gleichen Teilen aus Johannisbrotkernmehl und Guarkernmehl. Um Emil Cool herzustellen, mischen wir einfach z.B. 20g Johannisbrotkernmehl mit 20g Guarkernmehl. Schön verrühren in einem Gläschen, vor jedem Gebrauch kurz schütteln oder verrühren und statt 1g von jeder Zutat auf 1.000g Eismasse einzeln abzuwiegen, nehmen wir gleich 2g Emil Cool. Einen Wiegevorgang haben wir uns damit erspart, 40g Emil Cool reichen für 20 Eismassen a 1.000g.

Emil Hot

Emil Hot ist das fertige Bindemittel für die warme Zubereitung. Es besteht zu gleichen Teilen aus Johannisbrotkernmehl, Guarkernmehl und Pektin. Um Emil Hot herzustellen, mischen wir einfach je 20g der Bindemittel und erhalten 60g Emil Hot. Stehen im Rezept 2g JBK, Johannisbrotkernmehl, nehmen wir 3g Emil Hot.

Tipp: Emil Hot lässt sich ganz einfach auf jede beliebige Wunschmenge Eismasse umrechnen. Egal welche Wunschmenge Eismasse man warm herstellen möchte, wenn man den Faktor 0,003 mit der Wunschmenge seiner Eismasse multipliziert, erhält man immer die richtige Menge Emil Hot.

Wer also 750g Eismasse herstellen möchte, rechnet:

750 x 0,003 = 2,25

Das Runden ist natürlich erlaubt, immer auf eine Stelle nach dem Komma. Hier also 2,3g und wenn es 2,2g sind, ist das auch nicht schlimm!

Bei 800g Eismasse sind das 800 x 0,003 = 2,4g Emil Hot.

Emil XE

Emil XE ist die Fertigmischung für den Anteil Xylit1 und Erythrit. Dieser Anteil ist in fast jedem unserer Low-Carb-Rezepte gleich. Ausnahmen werden im Rezept beschrieben, es gibt aber nur wenige Ausnahmen. Für alle anderen Rezepte nutzt man Emil XE! Für 5 Eismassen zu je 1.000g mischt man 5 x 32g Xylit mit 5 x 32g Erythrit, also 160g Xylit mit 160g Erythrit. Statt jede Zutat einzeln abzuwiegen, je 32g, wiegt man von dieser Mischung 64g auf 1.000g Eismasse ab.

Ändert man die Wunschmenge der Eisbilanz, rechnet man einfach die Mengen Xylit1 und Erythrit zusammen und wiegt diesen Wert Emil XE ab.

Emil Trick 17

Emil Trick 17 ist unser neues Fertigpulver für Bindemittel. Es hat den Vorteil, dass man sich beim Abwiegen der Bindemittel die Feinwaage erspart, es erhöht den Anteil Trockenmasse unserer Low-Carb-Rezepte und wirkt sich leicht positiv auf die Gefrierhemmung aus.

Um 10 Portionen Emil Trick 17 für 10 Eismassen zu je 1.000g herzustellen, wiegt man zunächst 120g Dextrose (Traubenzucker) ab und fügt je 10g Johannisbrotkernmehl, Guarkernmehl und Pektin hinzu. Das mischt man z.B. mit einem Schneebesen gut durch und schon sind 150g Fertigpulver für Bindemittel fertig. Davon dosiert man immer 15g auf 1.000g Eismasse und ersetzt damit die Position JBK in den Rezepten. Das war es schon. Anwendbar ist unser Bindemittel Emil Trick 17 für die warme Zubereitung und auch für die kalte Zubereitung. Wer gut aufgepasst hat, wird wissen, dass Pektin nur wirkt, wenn es warm verwendet wird, bei kalter Zubereitung bleibt 1g Pektin auf 1.000g Eismasse als Bindemittel wirkungslos. Das kann man als Kleindifferenz ausbuchen oder man ersetzt das Pektin bei der Herstellung von Emil Trick 17 durch Xanthan.

Xanthan ist kaltlöslich und passt bestens in unser Low Carb Konzept. Damit wäre das Problem der Wirkungslosigkeit von Pektin bei der kalten Zubereitung erledigt. Es bleibt aber zu beachten, dass wir mit Emil Trick 17 immer 12g Dextrose in 1.000g Eismasse haben. Wen das nicht stört, hat mit Emil Trick 17 ein tolles Bindemittel, das sich ohne Feinwaage leicht abwiegen lässt.

Emil Trick 17 lässt sich leicht auf jede beliebige Füllmenge umrechnen. Wir nutzen 15g Emil Trick 17 auf 1.000g Eismasse. Das sind 0,015g pro Gramm Eismasse. Wollen wir z.B. nur 750g Eismasse herstellen, rechnen wir den Faktor 0,015g x 750g = 11,25g. Diesen Wert runden wir auf glatte 11g. Das war es schon. So kann man Emil Trick 17 auf jede beliebige Füllmenge umrechnen. Die Low-Carb-Eisbilanz enthält ein Arbeitsblatt Emil Trick 17 mit einer automatischen Umrechnung. Hier gibt man einfach seine Wunschmenge ein und der Anteil Emil Trick 17 wird automatisch errechnet.

Bleibt noch der Nachteil, dass unser Emil Trick 17 eine geringe Menge Dextrose enthält. Auch diesen Nachteil kann man leicht ausbügeln, indem man bei der Herstellung von Emil Trick 17 statt Dextrose Inulin einsetzt. Diese Lösung hat zur Folge, dass wir damit den Anteil Inulin erhöhen, nämlich um 12g auf 1.000g Eismasse. Wer Inulin gut verträgt, den stört das nicht. Wer beim Einsatz von Inulin aber vorsichtig bleiben möchte, zieht die Menge Inulin aus Emil Trick 17 einfach von der Menge Inulin im Rezept ab. Oft liegt die Menge Inulin um die 11g auf 1.000g Eismasse, dann hat man sich diesen Wiegevorgang automatisch erspart. Ein Gramm Trockenmasse mehr oder weniger macht keinen Unterschied.

Um den Anteil Inulin auszurechnen, den man im Rezept abziehen kann, multipliziert man den Faktor 0,012 mit jeder beliebigen Füllmenge. Bei 750g Füllmenge wären das 9g, die wir von der Position Inulin im Rezept abziehen können. In der Low-Carb-Eisbilanz wird das auf dem Arbeitsblatt Emil Trick 17 automatisch ausgerechnet.

Mit Emil Trick 17 kann man sich das Abwiegen wunderbar erleichtern. Ich stelle immer 10 Portionen her mit einer Gesamtmenge von 150g. Emil Trick 17 lagere ich in einem Gläschen mit Schraubverschluss, damit es trocken bleibt. Vor der Dosierung das Glas einfach etwas schütteln, damit sich der Inhalt immer wieder gut vermischt. Funktioniert perfekt. Probiert es einfach mal aus. Wem das alles zu kompliziert ist, bleibt bei der herkömmlichen Methode mit dem Abwiegend der Bindemittel per Feinwaage.

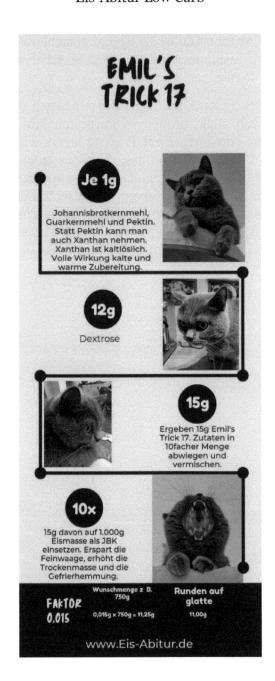

EMIL'S TRICK 17

Je 1g
Johannisbrotkernmehl, Guarkernmehl und Pektin. Statt Pektin kann man auch Xanthan nehmen. Xanthan ist kaltlöslich. Volle Wirkung kalte und warme Zubereitung.

12g
Dextrose

15g
Ergeben 15g Emil's Trick 17. Zutaten in 10facher Menge abwiegen und vermischen.

10x
15g davon auf 1.000g Eismasse als JBK einsetzen. Erspart die Feinwaage, erhöht die Trockenmasse und die Gefrierhemmung.

FAKTOR 0.015	Wunschmenge z. B. 750g	Runden auf glatte
	0,015g x 750g = 11,25g	11,00g

www.Eis-Abitur.de

Und damit kommen wir zum nächsten Thema: Unserem Joghurt-Eis! Einfach lecker! Und so gesund!

Joghurt-Eis
Amarena-Joghurt-Eis Teil 1

	Zutaten	Menge	g	Wunschmenge
1	Joghurt griechisch	500,00	g	478,93
2	Zitronensaft	5,20	g	4,98
3	Vollmilch	260,00	g	249,04
4	Sahne, 30% Fett	50,00	g	47,89
5	Xylit	33,35	g	31,95
6	Erythrit	33,35	g	31,94
7	Xylit	62,00	g	59,39
8	Magermilchpulver	31,00	g	29,69
9	Joghurtpulver	42,00	g	40,23
10	Inulin	25,00	g	23,95
11	JBK	2,09	g	2,00
12	Salz	0,01	g	0,01
	Gesamt	**1044,00**	**g**	**1000,00**
140	15,1%	2,0%	2,5%	1,0
Kalorien	Kohlenhydrate	Eiweiß	Ballaststoffe	Broteinheiten

Zucker: 7% Fett: 7,2%

Zur Hälfte der Zeit in der Eismaschine 30g bis 50g gehackte Amarenakirschen zufügen.

Amarena-Joghurt-Eis Teil 2

	Zutaten	Menge	g	Wunschmenge
1	Joghurt griechisch	400,00	g	245,00
2	Zitronensaft	5,20	g	3,19
3	Amarenakirschen	240,00	g	147,00
4	Kirschsirup	10,00	g	6,13
5	Vollmilch	400,00	g	245,00
6	Sahne, 30% Fett	250,00	g	153,13
7	Vanilleschote	0,80	g	0,49
8	Xylit	51,99	g	31,84
9	Erythrit	51,99	g	31,84
10	Magermilchpulver	49,00	g	30,01
11	Joghurtpulver	65,00	g	39,81
12	Inulin	8,00	g	4,90
13	JBK	3,27	g	2,00
14	Salz	0,01	g	0,01
15	Xylit	97,37	g	59,64
	Gesamt	1632,63	g	1000,00

182	15,5%	2,3%	0,7%	1,0
Kalorien	Kohlenhydrate	Eiweiß	Ballaststoffe	Broteinheiten

Zucker: 14,1% Fett: 8%

Amarena-Joghurt-Eis Teil 3

	Zutaten	Menge	g	Wunschmenge
1	Joghurt griechisch	500,00	g	432,71
2	Zitronensaft	5,20	g	4,50
3	Vollmilch	250,00	g	216,35
4	Sahne, 30% Fett	160,00	g	138,47
5	Xylit	37,00	g	32,02
6	Erythrit	37,00	g	32,02
7	Xylit	70,00	g	60,58
8	Magermilchpulver	35,00	g	30,29
9	Joghurtpulver	46,00	g	39,81
10	Inulin	13,00	g	11,25
11	JBK	2,31	g	2,00
12	Salz	0,01	g	0,01
	Gesamt	**1155,52**	**g**	**1000,00**

157	15,4%	2,2%	1,3%	1,0
Kalorien	**Kohlenhydrate**	**Eiweiß**	**Ballaststoffe**	**Broteinheiten**

Zucker: 6,9% Fett: 9,3%

Wenn das Eis fertig ist und abgefüllt wird, Amarenasirup in das Eis einstrudeln und mit Amarenakirschen garnieren.

Ananas-Joghurt-Eis

	Zutaten	Menge	g	Wunschmenge
1	Ananas	250,00	g	426,86
2	Zitronensaft	6,00	g	10,24
3	Joghurt griechisch	135,00	g	230,50
4	Vollmilch	30,00	g	51,22
5	Sahne, 30% Fett	40,00	g	68,30
6	Xylit	19,00	g	32,44
7	Erythrit	19,00	g	32,44
8	Xylit	35,50	g	60,61
9	Magermilchpulver	18,00	g	30,73
10	Joghurtpulver	24,00	g	40,98
11	JBK	1,17	g	2,00
12	Inulin	8,00	g	13,66
13	Salz	0,01	g	0,01
	Gesamt	**585,68**	**g**	**1000,00**

125	20,1%	1,7%	2,1%	1,4
Kalorien	Kohlenhydrate	Eiweiß	Ballaststoffe	Broteinheiten

Zucker: 9,5% Fett: 4,6%

Aprikosen-Joghurt-Eis

	Zutaten	Menge	g	Wunschmenge
1	Aprikosen	250,00	g	417,92
2	Zitronensaft	6,00	g	10,03
3	Joghurt griechisch	135,00	g	225,68
4	Vollmilch	30,00	g	50,15
5	Sahne, 30% Fett	40,00	g	66,87
6	Xylit	19,50	g	32,60
7	Erythrit	19,50	g	32,60
8	Xylit	36,00	g	60,18
9	Magermilchpulver	18,00	g	30,09
10	Joghurtpulver	24,00	g	40,12
11	JBK	1,20	g	2,00
12	Inulin	19,00	g	31,76
13	Salz	0,01	g	0,01
	Gesamt	**598,20**	**g**	**1000,00**

123	18,1%	1,8%	4,0%	1,2
Kalorien	Kohlenhydrate	Eiweiß	Ballaststoffe	Broteinheiten

Zucker: 8,5% Fett: 4,5%

Bananen-Joghurt-Eis

	Zutaten	Menge	g	Wunschmenge
1	Bananen	320,00	g	412,41
2	Zitronensaft	6,00	g	7,73
3	Joghurt griechisch	160,00	g	206,21
4	Vollmilch	95,00	g	122,43
5	Sahne, 30% Fett	40,00	g	51,55
6	Xylit	24,88	g	32,07
7	Erythrit	24,88	g	32,07
8	Xylit	46,60	g	60,06
9	Magermilchpulver	17,00	g	21,91
10	Joghurtpulver	31,00	g	39,95
11	JBK	1,55	g	2,00
12	Inulin	9,00	g	11,60
13	Salz	0,01	g	0,01
	Gesamt	**775,92**	**g**	**1000,00**

135	22,9%	1,8%	2,1%	1,7
Kalorien	Kohlenhydrate	Eiweiß	Ballaststoffe	Broteinheiten

Zucker: 12,5% Fett: 4,2%

Brombeer-Joghurt-Eis

	Zutaten	Menge	g	Wunschmenge
1	Brombeeren	280,00	g	428,55
2	Zitronensaft	6,00	g	9,18
3	Joghurt griechisch	150,00	g	229,58
4	Vollmilch	30,00	g	45,92
5	Sahne, 30% Fett	40,00	g	61,22
6	Xylit	21,46	g	32,85
7	Erythrit	21,46	g	32,85
8	Xylit	39,50	g	60,46
9	Magermilchpulver	20,12	g	30,79
10	Joghurtpulver	26,50	g	40,56
11	JBK	1,31	g	2,00
12	Inulin	17,00	g	26,02
13	Salz	0,01	g	0,01
	Gesamt	653,36	g	1000,00

116	15,7%	1,9%	5,6%	1,0
Kalorien	Kohlenhydrate	Eiweiß	Ballaststoffe	Broteinheiten

Zucker: 6,4% Fett: 4,8%

Erdbeer-Joghurt-Eis

	Zutaten	Menge	g	Wunschmenge
1	Erdbeeren	280,00	g	417,50
2	Zitronensaft	6,00	g	8,95
3	Joghurt griechisch	150,00	g	223,66
4	Vollmilch	30,00	g	44,73
5	Sahne, 30% Fett	40,00	g	59,64
6	Xylit	21,46	g	32,00
7	Erythrit	21,46	g	32,01
8	Xylit	40,26	g	60,03
9	Magermilchpulver	20,12	g	30,00
10	Joghurtpulver	27,00	g	40,26
11	JBK	1,34	g	2,00
12	Inulin	33,00	g	49,21
13	Salz	0,01	g	0,01
	Gesamt	**670,66**	**g**	**1000,00**

120	16,6%	1,7%	5,9%	1,1
Kalorien	Kohlenhydrate	Eiweiß	Ballaststoffe	Broteinheiten

Zucker: 7,6% Fett: 4,4%

Grapefruit-Joghurt-Eis

	Zutaten	Menge	g	Wunschmenge
1	Grapefruit	150,00	g	325,01
2	Zitronensaft	4,00	g	8,67
3	Joghurt griechisch	130,00	g	281,67
4	Vollmilch	30,00	g	65,00
5	Sahne, 30% Fett	40,00	g	86,67
6	Xylit	15,00	g	32,50
7	Erythrit	15,00	g	32,50
8	Xylit	27,50	g	59,58
9	Magermilchpulver	13,60	g	29,47
10	Joghurtpulver	18,50	g	40,08
11	JBK	0,92	g	2,00
12	Inulin	17,00	g	36,83
13	Salz	0,01	g	0,01
	Gesamt	**461,53**	**g**	**1000,00**

136	18,1%	1,8%	4,4%	1,2
Kalorien	Kohlenhydrate	Eiweiß	Ballaststoffe	Broteinheiten

Zucker: 8,2% Fett: 5,8%

Haselnuss-Joghurt-Eis

	Zutaten	Menge	g	Wunschmenge
1	Haselnussmus	81,00	g	67,76
2	Ahornsirup	20,00	g	16,73
3	Joghurt griechisch	250,00	g	209,15
4	Vollmilch	500,00	g	418,29
5	Sahne, 30% Fett	100,00	g	83,66
6	Xylit	37,97	g	31,76
7	Erythrit	37,97	g	31,76
8	Xylit	72,00	g	60,23
9	Magermilchpulver	35,00	g	29,28
10	Joghurtpulver	49,00	g	40,99
11	JBK	2,39	g	2,00
12	Inulin	10,00	g	8,37
13	Salz	0,02	g	0,01
	Gesamt	**1195,34**	**g**	**1000,00**

178	17,6%	3,8%	1,4%	1,2
Kalorien	Kohlenhydrate	Eiweiß	Ballaststoffe	Broteinheiten

Zucker: 8,3% Fett: 10,5%

Hasen-Joghurt-Eis

	Zutaten	Menge	g	Wunschmenge
1	Apfelsaft	88,00	g	145,72
2	Orangensaft	88,00	g	145,72
3	Karottensaft	88,00	g	145,72
4	Orangenschale	6,00	g	9,94
5	Joghurt griechisch	145,00	g	240,10
6	Sahne, 30% Fett	45,00	g	74,51
7	Vanilleschote	0,30	g	0,50
8	Xylit	19,50	g	32,29
9	Erythrit	19,50	g	32,29
10	Xylit	36,40	g	60,27
11	Magermilchpulver	18,00	g	29,81
12	Inulin	25,00	g	41,40
13	JBK	1,21	g	2,00
14	Salz	0,01	g	0,01
15	Joghurtpulver	24,00	g	39,74
	Gesamt	**603,91**	**g**	**1000,00**

126	19,2%	1,5%	4,7%	1,2
Kalorien	Kohlenhydrate	Eiweiß	Ballaststoffe	Broteinheiten

Zucker: 8,8% Fett: 4,8%

Heidelbeer-Joghurt-Eis

	Zutaten	Menge	g	Wunschmenge
1	Heidelbeeren	280,00	g	431,15
2	Zitronensaft	6,00	g	9,24
3	Joghurt griechisch	150,00	g	230,97
4	Vollmilch	30,00	g	46,19
5	Sahne, 30% Fett	40,00	g	61,59
6	Xylit	21,00	g	32,34
7	Erythrit	21,00	g	32,34
8	Xylit	39,00	g	60,05
9	Magermilchpulver	20,12	g	30,98
10	Joghurtpulver	26,00	g	40,04
11	JBK	1,30	g	2,00
12	Inulin	15,00	g	23,10
13	Salz	0,01	g	0,01
	Gesamt	649,42	g	1000,00

121	17,6%	1,7%	4,6%	1,2
Kalorien	Kohlenhydrate	Eiweiß	Ballaststoffe	Broteinheiten

Zucker: 8,4% Fett: 4,6%

Himbeer-Joghurt-Eis

	Zutaten	Menge	g	Wunschmenge
1	Himbeeren	280,00	g	434,25
2	Zitronensaft	6,00	g	9,31
3	Joghurt griechisch	150,00	g	232,63
4	Vollmilch	30,00	g	46,53
5	Sahne, 30% Fett	40,00	g	62,04
6	Xylit	21,00	g	32,57
7	Erythrit	21,00	g	32,57
8	Xylit	39,00	g	60,48
9	Magermilchpulver	19,50	g	30,24
10	Joghurtpulver	26,00	g	40,32
11	JBK	1,29	g	2,00
12	Inulin	11,00	g	17,06
13	Salz	0,01	g	0,01
	Gesamt	**644,79**	**g**	**1000,00**

117	16,6%	2,0%	3,9%	1,1
Kalorien	**Kohlenhydrate**	**Eiweiß**	**Ballaststoffe**	**Broteinheiten**

Zucker: 7,2% Fett: 4,5%

Holunderbeer-Joghurt-Eis

	Zutaten	Menge	g	Wunschmenge
1	Holunderbeeren	280,00	g	434,25
2	Zitronensaft	6,00	g	9,31
3	Joghurt griechisch	150,00	g	232,63
4	Vollmilch	30,00	g	46,53
5	Sahne, 30% Fett	40,00	g	62,04
6	Xylit	21,00	g	32,57
7	Erythrit	21,00	g	32,57
8	Xylit	39,00	g	60,48
9	Magermilchpulver	19,50	g	30,24
10	Joghurtpulver	26,00	g	40,32
11	JBK	1,29	g	2,00
12	Inulin	11,00	g	17,06
13	Salz	0,01	g	0,01
	Gesamt	**644,79**	**g**	**1000,00**

123	14,5%	1,4%	1,9%	0,9
Kalorien	Kohlenhydrate	Eiweiß	Ballaststoffe	Broteinheiten

Zucker: 8,4% Fett: 4,6%

Joghurt-Eis

	Zutaten	Menge	g	Wunschmenge
1	Joghurt griechisch	260,00	g	358,56
2	Zitronensaft	5,20	g	7,17
3	Vollmilch	250,00	g	344,77
4	Sahne, 30% Fett	50,00	g	68,95
5	Xylit	23,57	g	32,51
6	Erythrit	23,57	g	32,50
7	Xylit	43,00	g	59,30
8	Magermilchpulver	22,00	g	30,34
9	Joghurtpulver	29,32	g	40,43
10	Inulin	17,00	g	23,44
11	JBK	1,45	g	2,00
12	Salz	0,01	g	0,01
	Gesamt	**725,12**	**g**	**1000,00**

139	15,8%	2,4%	2,5%	1,0
Kalorien	Kohlenhydrate	Eiweiß	Ballaststoffe	Broteinheiten

Zucker: 7,1% Fett: 6,9%

Johannisbeer-Joghurt-Eis

	Zutaten	Menge	g	Wunschmenge
1	Johannisbeeren	280,00	g	434,92
2	Zitronensaft	6,00	g	9,32
3	Joghurt griechisch	150,00	g	232,99
4	Vollmilch	30,00	g	46,60
5	Sahne, 30% Fett	40,00	g	62,13
6	Xylit	21,00	g	32,62
7	Erythrit	21,00	g	32,62
8	Xylit	39,00	g	60,58
9	Magermilchpulver	19,50	g	30,29
10	Joghurtpulver	26,00	g	40,39
11	JBK	1,29	g	2,00
12	Inulin	10,00	g	15,53
13	Salz	0,01	g	0,01
	Gesamt	**643,79**	**g**	**1000,00**

120	20,6%	2,0%	3,6%	1,5
Kalorien	Kohlenhydrate	Eiweiß	Ballaststoffe	Broteinheiten

Zucker: 8,2% Fett: 4,5%

Kirsch-Joghurt-Eis

	Zutaten	Menge	g	Wunschmenge
1	Kirschen	280,00	g	437,99
2	Zitronensaft	6,00	g	9,39
3	Joghurt griechisch	150,00	g	234,64
4	Vollmilch	30,00	g	46,93
5	Sahne, 30% Fett	40,00	g	62,57
6	Xylit	21,00	g	32,85
7	Erythrit	21,00	g	32,85
8	Xylit	39,00	g	61,01
9	Magermilchpulver	19,00	g	29,72
10	Joghurtpulver	26,00	g	40,67
11	JBK	1,28	g	2,00
12	Inulin	6,00	g	9,39
13	Salz	0,01	g	0,01
	Gesamt	639,28	g	1000,00

127	20,4%	1,8%	1,9%	1,4
Kalorien	Kohlenhydrate	Eiweiß	Ballaststoffe	Broteinheiten

Zucker: 10,2% Fett: 4,6%

Kiwi-Joghurt-Eis

	Zutaten	Menge	g	Wunschmenge
1	Kiwi	240,00	g	401,07
2	Zitronensaft	5,00	g	8,36
3	Joghurt griechisch	135,00	g	225,60
4	Vollmilch	30,00	g	50,13
5	Sahne, 30% Fett	40,00	g	66,84
6	Xylit	19,00	g	31,75
7	Erythrit	19,00	g	31,75
8	Xylit	35,50	g	59,32
9	Magermilchpulver	18,00	g	30,08
10	Joghurtpulver	23,70	g	39,61
11	JBK	1,20	g	2,00
12	Inulin	32,00	g	53,48
13	Salz	0,01	g	0,01
	Gesamt	**598,40**	**g**	**1000,00**

134	18,4%	1,8%	7,1%	1,2
Kalorien	Kohlenhydrate	Eiweiß	Ballaststoffe	Broteinheiten

Zucker: 9,6% Fett: 4,7%

Limetten-Joghurt-Eis

	Zutaten	Menge	g	Wunschmenge
1	Limettensaft	70,00	g	182,26
2	Zitronensaft	4,00	g	10,41
3	Joghurt griechisch	140,00	g	364,51
4	Vollmilch	40,00	g	104,15
5	Sahne, 30% Fett	40,00	g	104,15
6	Xylit	12,50	g	32,55
7	Erythrit	12,50	g	32,55
8	Xylit	23,00	g	59,88
9	Magermilchpulver	11,30	g	29,42
10	Joghurtpulver	15,00	g	39,06
11	JBK	0,77	g	2,00
12	Inulin	15,00	g	39,06
13	Salz	0,01	g	0,01
	Gesamt	**384,07**	**g**	**1000,00**

145	15,1%	1,8%	4,2%	1,0
Kalorien	Kohlenhydrate	Eiweiß	Ballaststoffe	Broteinheiten

Zucker: 6,4% Fett: 7,6%

.

Mandarinen-Joghurt-Eis

	Zutaten	Menge	g	Wunschmenge
1	Mandarinen	285,00	g	405,75
2	Joghurt griechisch	108,00	g	153,76
3	Vollmilch	102,00	g	145,21
4	Sahne, 30% Fett	50,00	g	71,18
5	Xylit	23,00	g	32,74
6	Erythrit	23,00	g	32,74
7	Xylit	42,50	g	60,51
8	Joghurtpulver	28,50	g	40,57
9	Inulin	18,00	g	25,63
10	JBK	1,40	g	2,00
11	Salz	0,01	g	0,01
12	Magermilchpulver	21,00	g	29,90
	Gesamt	702,41	g	1000,00

123	19,0%	2,0%	3,4%	1,3
Kalorien	Kohlenhydrate	Eiweiß	Ballaststoffe	Broteinheiten

Zucker: 9,5% Fett: 4,4%

Mango-Joghurt-Eis

	Zutaten	Menge	g	Wunschmenge
1	Mango	260,00	g	421,91
2	Zitronensaft	6,00	g	9,74
3	Joghurt griechisch	150,00	g	243,41
4	Vollmilch	30,00	g	48,68
5	Sahne, 30% Fett	40,00	g	64,91
6	Xylit	20,00	g	32,45
7	Erythrit	20,00	g	32,45
8	Xylit	37,00	g	60,04
9	Magermilchpulver	19,00	g	30,83
10	Joghurtpulver	25,00	g	40,57
11	JBK	1,23	g	2,00
12	Inulin	8,00	g	12,98
13	Salz	0,01	g	0,01
	Gesamt	**616,24**	**g**	**1000,00**

129	19,9%	1,7%	2,2%	1,4
Kalorien	**Kohlenhydrate**	**Eiweiß**	**Ballaststoffe**	**Broteinheiten**

Zucker: 10,5% Fett: 4,8%

Orangen-Joghurt-Eis

	Zutaten	Menge	g	Wunschmenge
1	Orangensaft	260,00	g	381,85
2	Joghurt griechisch	108,00	g	158,61
3	Vollmilch	102,00	g	149,80
4	Sahne, 30% Fett	50,00	g	73,43
5	Xylit	21,80	g	32,02
6	Erythrit	21,80	g	32,02
7	Xylit	41,00	g	60,21
8	Joghurtpulver	27,50	g	40,39
9	Inulin	27,00	g	39,65
10	JBK	1,36	g	2,00
11	Salz	0,01	g	0,01
12	Magermilchpulver	20,43	g	30,00
	Gesamt	680,89	g	1000,00

124	18,0%	2,2%	5,0%	1,2
Kalorien	Kohlenhydrate	Eiweiß	Ballaststoffe	Broteinheiten

Zucker: 8,9% Fett: 4,5%

Passionsfrucht-Joghurt-Eis

	Zutaten	Menge	g	Wunschmenge
1	Passionsfrucht	250,00	g	409,42
2	Zitronensaft	6,00	g	9,83
3	Joghurt griechisch	145,00	g	237,46
4	Vollmilch	28,00	g	45,85
5	Sahne, 30% Fett	40,00	g	65,51
6	Xylit	20,20	g	33,08
7	Erythrit	20,20	g	33,08
8	Xylit	37,00	g	60,59
9	Magermilchpulver	19,00	g	31,12
10	Joghurtpulver	25,00	g	40,94
11	JBK	1,22	g	2,00
12	Inulin	19,00	g	31,12
13	Salz	0,01	g	0,01
	Gesamt	**610,63**	**g**	**1000,00**

134	20,2%	2,4%	3,9%	1,4
Kalorien	**Kohlenhydrate**	**Eiweiß**	**Ballaststoffe**	**Broteinheiten**

Zucker: 9,3% Fett: 4,7%

Pfirsich-Joghurt-Eis

	Zutaten	Menge	g	Wunschmenge
1	Pfirsich, frisch	250,00	g	417,92
2	Zitronensaft	6,00	g	10,03
3	Joghurt griechisch	135,00	g	225,68
4	Vollmilch	30,00	g	50,15
5	Sahne, 30% Fett	40,00	g	66,87
6	Xylit	19,50	g	32,60
7	Erythrit	19,50	g	32,60
8	Xylit	36,00	g	60,18
9	Magermilchpulver	18,00	g	30,09
10	Joghurtpulver	24,00	g	40,12
11	JBK	1,20	g	2,00
12	Inulin	19,00	g	31,76
13	Salz	0,01	g	0,01
	Gesamt	598,20	g	1000,00

123	18,2%	1,8%	4,3%	1,2
Kalorien	Kohlenhydrate	Eiweiß	Ballaststoffe	Broteinheiten

Zucker: 8,6% Fett: 4,5%

Pflaumen-Joghurt-Eis

	Zutaten	Menge	g	Wunschmenge
1	Pflaumen	250,00	g	417,92
2	Zitronensaft	6,00	g	10,03
3	Joghurt griechisch	135,00	g	225,68
4	Vollmilch	30,00	g	50,15
5	Sahne, 30% Fett	40,00	g	66,87
6	Xylit	19,50	g	32,60
7	Erythrit	19,50	g	32,60
8	Xylit	36,00	g	60,18
9	Magermilchpulver	18,00	g	30,09
10	Joghurtpulver	24,00	g	40,12
11	JBK	1,20	g	2,00
12	Inulin	19,00	g	31,76
13	Salz	0,01	g	0,01
	Gesamt	598,20	g	1000,00

125	18,8%	1,7%	4,0%	1,3
Kalorien	Kohlenhydrate	Eiweiß	Ballaststoffe	Broteinheiten

Zucker: 8,9% Fett: 4,6%

Pistazien-Joghurt-Eis

	Zutaten	Menge	g	Wunschmenge
1	Pistazien, ungesalzen	83,00	g	77,74
2	Ahornsirup	20,00	g	18,73
3	Joghurt griechisch	220,00	g	206,06
4	Vollmilch	500,00	g	468,31
5	Sahne, 30% Fett	40,00	g	37,46
6	Xylit	34,26	g	32,08
7	Erythrit	34,26	g	32,09
8	Xylit	65,00	g	60,88
9	Magermilchpulver	15,00	g	14,05
10	Joghurtpulver	44,00	g	41,21
11	JBK	2,14	g	2,00
12	Inulin	10,00	g	9,37
13	Salz	0,02	g	0,01
	Gesamt	**1067,67**	**g**	**1000,00**

166	18,9%	3,7%	1,9%	1,3
Kalorien	Kohlenhydrate	Eiweiß	Ballaststoffe	Broteinheiten

Zucker: 7,8% Fett: 9,1%

Quitten-Joghurt-Eis

	Zutaten	Menge	g	Wunschmenge
1	Quittensaft	320,00	g	368,39
2	Apfelsaft	45,00	g	51,81
3	Vanilleschote	0,60	g	0,69
4	Zimt	0,30	g	0,35
5	Zitronensaft	8,00	g	9,21
6	Vollmilch	15,00	g	17,27
7	Sahne, 30% Fett	50,00	g	57,56
8	Xylit	28,00	g	32,23
9	Erythrit	28,00	g	32,23
10	Xylit	52,00	g	59,86
11	Magermilchpulver	26,00	g	29,93
12	Inulin	42,00	g	48,35
13	JBK	1,74	g	2,00
14	Joghurt griechisch	217,00	g	249,82
15	Joghurtpulver	35,00	g	40,29
	Gesamt	868,64	g	1000,00

124	20,8%	1,6%	7,2%	1,2
Kalorien	Kohlenhydrate	Eiweiß	Ballaststoffe	Broteinheiten

Zucker: 8,6% Fett: 4,5%

Rhabarber-Joghurt-Eis

	Zutaten	Menge	g	Wunschmenge
1	Rhabarber	255,00	g	399,26
2	Zitronensaft	6,00	g	9,39
3	Joghurt griechisch	140,00	g	219,20
4	Vollmilch	30,00	g	46,97
5	Sahne, 30% Fett	40,00	g	62,63
6	Xylit	20,50	g	32,10
7	Erythrit	20,50	g	32,10
8	Xylit	38,40	g	60,12
9	Magermilchpulver	19,50	g	30,53
10	Joghurtpulver	25,50	g	39,93
11	JBK	1,28	g	2,00
12	Inulin	42,00	g	65,76
13	Salz	0,01	g	0,01
	Gesamt	638,68	g	1000,00

116	14,9%	1,7%	7,7%	1,0
Kalorien	Kohlenhydrate	Eiweiß	Ballaststoffe	Broteinheiten

Zucker: 5,5% Fett: 4,3

Stachelbeer-Joghurt-Eis

	Zutaten	Menge	g	Wunschmenge
1	Stachelbeeren	280,00	g	428,51
2	Zitronensaft	6,00	g	9,18
3	Joghurt griechisch	150,00	g	229,56
4	Vollmilch	30,00	g	45,91
5	Sahne, 30% Fett	40,00	g	61,22
6	Xylit	21,00	g	32,14
7	Erythrit	21,00	g	32,14
8	Xylit	39,50	g	60,45
9	Magermilchpulver	20,12	g	30,79
10	Joghurtpulver	26,50	g	40,56
11	JBK	1,31	g	2,00
12	Inulin	18,00	g	27,55
13	Salz	0,01	g	0,01
	Gesamt	653,43	g	1000,00

122	17,5%	1,8%	4,2%	1,2
Kalorien	Kohlenhydrate	Eiweiß	Ballaststoffe	Broteinheiten

Zucker: 9,5% Fett: 4,4%

Sanddorn-Joghurt-Eis

	Zutaten	Menge	g	Wunschmenge
1	Sanddorn	69,00	g	184,98
2	Limettensaft	3,00	g	8,04
3	Joghurt griechisch	140,00	g	375,32
4	Vollmilch	40,00	g	107,24
5	Sahne, 30% Fett	40,00	g	107,24
6	Xylit	11,98	g	32,12
7	Erythrit	11,98	g	32,12
8	Xylit	24,00	g	64,34
9	Magermilchpulver	11,30	g	30,29
10	Joghurtpulver	15,00	g	40,21
11	JBK	0,75	g	2,00
12	Inulin	6,00	g	16,09
13	Salz	0,01	g	0,01
	Gesamt	**373,01**	**g**	**1000,00**

153	16,1%	2,0%	2,3%	1,1
Kalorien	Kohlenhydrate	Eiweiß	Ballaststoffe	Broteinheiten

Zucker: 7% Fett: 8,7%

Walnuss-Honig-Joghurt-Eis

	Zutaten	Menge	g	Wunschmenge
1	Walnuss	80,00	g	67,88
2	Honig	26,00	g	22,06
3	Joghurt griechisch	250,00	g	212,13
4	Vollmilch	500,00	g	424,27
5	Sahne, 30% Fett	80,00	g	67,88
6	Xylit	37,71	g	32,00
7	Erythrit	37,71	g	32,00
8	Xylit	70,71	g	60,00
9	Magermilchpulver	36,00	g	30,55
10	Joghurtpulver	48,00	g	40,73
11	JBK	2,36	g	2,00
12	Inulin	10,00	g	8,49
13	Salz	0,02	g	0,01
	Gesamt	**1178,50**	**g**	**1000,00**

174	18,7%	3,7%	1,5%	1,3
Kalorien	**Kohlenhydrate**	**Eiweiß**	**Ballaststoffe**	**Broteinheiten**

Zucker: 8,6% Fett: 9,9%

Zitronen-Joghurt-Eis

	Zutaten	Menge	g	Wunschmenge
1	Zitronensaft	69,00	g	184,98
2	Limettensaft	3,00	g	8,04
3	Joghurt griechisch	140,00	g	375,32
4	Vollmilch	40,00	g	107,24
5	Sahne, 30% Fett	40,00	g	107,24
6	Xylit	11,98	g	32,12
7	Erythrit	11,98	g	32,12
8	Xylit	24,00	g	64,34
9	Magermilchpulver	11,30	g	30,29
10	Joghurtpulver	15,00	g	40,21
11	JBK	0,75	g	2,00
12	Inulin	6,00	g	16,09
13	Salz	0,01	g	0,01
	Gesamt	**373,01**	**g**	**1000,00**

143	16,7%	1,9%	2,0%	1,0
Kalorien	Kohlenhydrate	Eiweiß	Ballaststoffe	Broteinheiten

Zucker: 6,7% Fett: 7,5%

Zeugnisvergabe

Wer nun bis hierhin gekommen ist, dem darf gratuliert werden, denn das Eis-Abitur Low Carb ist erfolgreich und mit Auszeichnung absolviert. Herzlichen Glückwunsch! Ihr seid nun selbst Profis bei der Eisherstellung. Euch kann niemand mehr etwas vormachen, erzählen und schon gar niemand kann Euch teure Fertigpulver andrehen, die Euch beim Low-Carb-Eis unangenehm auffallen. Es gibt nur eine Gefahr: Die Personen, die Ihr von Eurem Eis habt kosten lassen, die werdet Ihr nicht mehr los. Werden sie ausgesperrt, weil sie zu aufdringlich wurden, könnten sich daraus gemeine Eisdiebe entwickeln. Das soll vereinzelt schon vorgekommen sein! Wer noch Fragen hat, kommt auf unseren Pausenhof in der Facebook-Gruppe „Eis-Abitur", hier findet man immer Rat und Tat, Bezugsquellen für die Zutaten und was immer einem noch fehlt. Wer den Vertrauenslehrer befragen möchte, schreibt eine Mail an Frank@Eis-Abitur.de. Hier werden auch gerne Hinweise entgegengenommen, wenn jemand den gemeinen Fehlerteufel irgendwo entdeckt hat. Wir sind keine Verlagsprofis mit Lektorat, da kann sowas schon mal vorkommen, obwohl wir uns sehr bemüht haben und tolle Unterstützung von unserer Mitschülerin Helga hatten. Liebe Helga, vielen Dank für Deine tolle Hilfe! Wer die Eisbilanz Low Carb nutzen möchte, schickt eine Mail an LCDatei@Eis-Abitur.de. Wer mal mit unserem Praktikanten Emil plaudern möchte, schreibt eine Mail an Emil@Eis-Abitur.de und bekommt bestimmt ein fröhliches Schnurren als Antwort, sofern Emil nicht gerade mal wieder pennt!

Viel Spaß mit dem Eis-Abitur Low Carb, vielen Dank für Euer Interesse und lauter Grüße,

Emil & Frank

Spickzettel

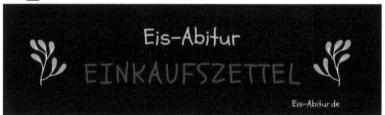

Unverzichtbar

- [ ] Xylit
- [ ] Erythrit
- [ ] Inulin
- [ ] Magermilchpulver
- [ ] Johannisbrotkernmehl
- [ ] Guarkernmehl
- [ ] _____

Ergänzungszutaten

- [ ] Pektin
- [ ] Joghurtpulver
- [ ] Glycerin
- [ ] Kokosnusspulver
- [ ] _____
- [ ] _____
- [ ] _____

Für den Geschmack

- [ ] Schokolade
- [ ] Früchte
- [ ] Vanille
- [ ] Nüsse/Nusspaste
- [ ] Zitronen, Joghurt
- [ ] Mascarpone, Quark
- [ ] Milch, Sahne, Eier etc.

Mitarbeiter

- [ ] Eismaschine
- [ ] Gefrierdosen, Mixer
- [ ] Sicherheitsdienst gegen Eisdiebe
- [ ] Spatel, Küchenmaschine
- [ ] Lebensmittel-Thermometer
- [ ] Feinwaage

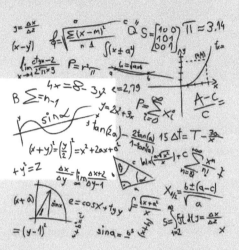

Die kalte Zubereitung

FÜR ALLE SORTEN, BEI DENEN GESCHMACKSTRÄGER NICHT GESCHMOLZEN WERDEN MÜSSEN

TROCKENMASSE

abwiegen und vermischen.

FLÜSSIGE ZUTATEN

ohne Zitronen- und Limettensaft abwiegen und vermischen incl. Joghurt, Quark und Mascarpone etc.

VERMISCHEN

Zutaten der Trockenmasse und flüssige Zutaten vermischen und mixen im Sinne von pürieren.

REIFEZEIT

Mindestens eine Stunde. In Härtefällen reichen 30 Minuten, wenn man es keinem verrät. Längere Reifezeiten sind kein Problem.

GESCHMACKSTRÄGER

Nüsse, Früchte mit Zitronen- oder Limettensaft pürieren.

ZUSAMMENFÜGEN

pürierte Nüsse, Früchte bzw. Geschmacksträger zur Eismasse geben und mixen im Sinne von pürieren.

...und ab damit in die Eismaschine

WWW.EIS-ABITUR.DE

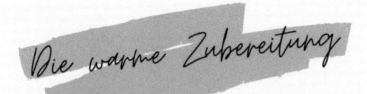

Die warme Zubereitung

IMMER GEEIGNET, INSBESONDERE WENN GESCHMACKSTRÄGER GESCHMOLZEN WERDEN MÜSSEN

TROCKENMASSE

incl. Gewürze, Schokolade, Vanille etc. abwiegen und vermischen.

FLÜSSIGE ZUTATEN

abwiegen und vermischen ohne Joghurt, Quark, Mascarpone, Früchte, Zitronen- Limettensaft.

ERHITZEN

Zutaten der Trockenmasse und flüssige Zutaten vermischen auf 85°C erhitzen, nicht kochen. Mixen im Sinne von pürieren.

REIFEZEIT

Bis die Eismasse kühlschrankkalt ist, ist die nötige Reifezeit erreicht. Längere Reifezeiten sind kein Problem.

GESCHMACKSTRÄGER

Nüsse, Früchte mit Zitronen- oder Limettensaft pürieren, zur Eismasse geben und mixen im Sinne von pürieren.

ZUSAMMENFÜGEN

pürierte Nüsse, Früchte bzw. Geschmacksträger zur Eismasse geben und mixen im Sinne von pürieren.

...und ab damit in die Eismaschine

WWW.EIS-ABITUR.DE

Zubereitung Eis mit Ei

IMMER GEEIGNET, INSBESONDERE WENN GESCHMACKSTRÄGER GESCHMOLZEN WERDEN MÜSSEN

TROCKENMASSE

incl. Gewürze, Schokolade, Vanille etc. abwiegen und vermischen.

FLÜSSIGE ZUTATEN

abwiegen und vermischen ohne Joghurt, Quark, Mascarpone, Früchte, Zitronen- Limettensaft.

ERHITZEN

Zutaten der Trockenmasse und flüssige Zutaten vermischen auf 85°C erhitzen, Eigelb zufügen und wieder auf 85°C erhitzen bis die Eismasse andickt. Immer gut rühren. Mixen im Sinne von pürieren.

REIFEZEIT

Bis die Eismasse kühlschrankkalt ist, ist die nötige Reifezeit erreicht. Längere Reifezeiten sind kein Problem.

KÄSE

Joghurt, Mascarpone, Quark etc. zur Eismasse geben und mixen im Sinne von pürieren.

ZUSAMMENFÜGEN

pürierte Nüsse, Früchte bzw. Geschmacksträger zur Eismasse geben und mixen im Sinne von pürieren.

...und ab damit in die Eismaschine

WWW.EIS-ABITUR.DE

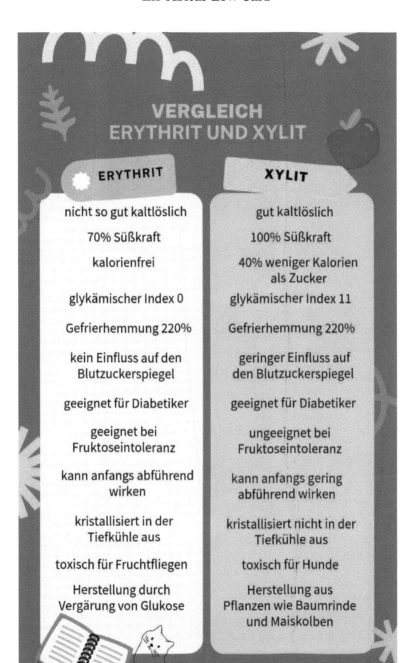

VERGLEICH ERYTHRIT UND XYLIT

ERYTHRIT	XYLIT
nicht so gut kaltlöslich	gut kaltlöslich
70% Süßkraft	100% Süßkraft
kalorienfrei	40% weniger Kalorien als Zucker
glykämischer Index 0	glykämischer Index 11
Gefrierhemmung 220%	Gefrierhemmung 220%
kein Einfluss auf den Blutzuckerspiegel	geringer Einfluss auf den Blutzuckerspiegel
geeignet für Diabetiker	geeignet für Diabetiker
geeignet bei Fruktoseintoleranz	ungeeignet bei Fruktoseintoleranz
kann anfangs abführend wirken	kann anfangs gering abführend wirken
kristallisiert in der Tiefkühle aus	kristallisiert nicht in der Tiefkühle aus
toxisch für Fruchtfliegen	toxisch für Hunde
Herstellung durch Vergärung von Glukose	Herstellung aus Pflanzen wie Baumrinde und Maiskolben

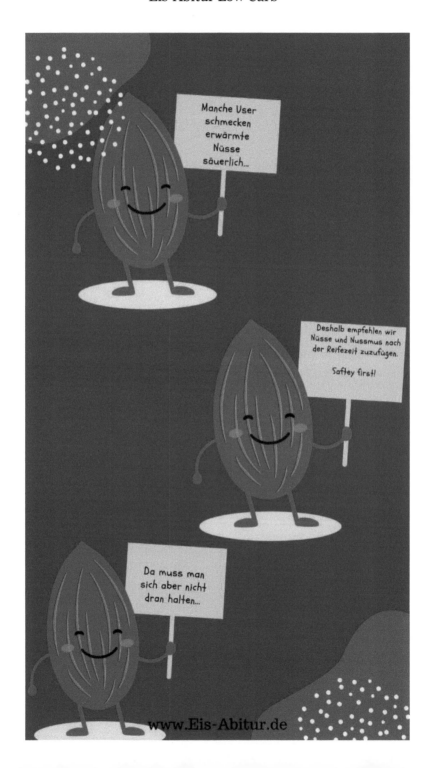

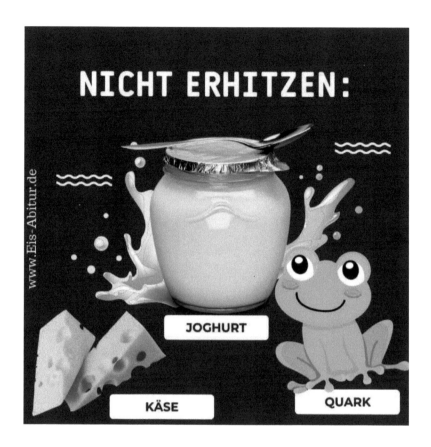

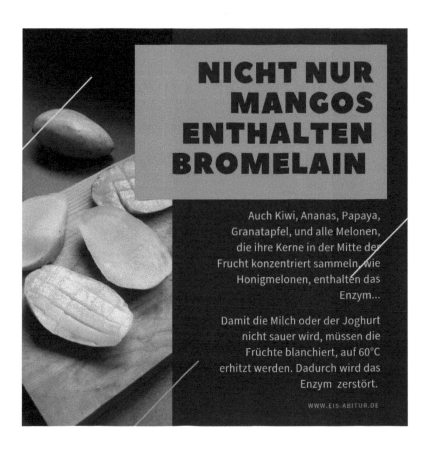

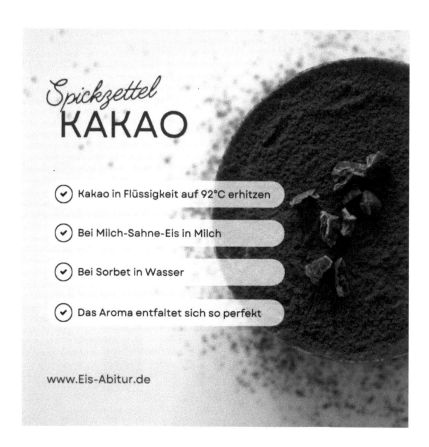

Das Bindemittelkomplott

Johannisbrotkernmehl
Pektin&
Guarkernmehl

JBK

Johannisbrotkernmehl ist unser Hauptbindemittel und in fast allen Rezepten enthalten.

Die Menge JBK in unseren Rezepten kann man zu 100% auch mit Johannisbrotkernmehl nutzen.

100%

Flotter Dreier

Nur bei warmer Zubereitung als Alternative zu 100%JBK und 50:50 JBK und GUA.

1+1=3

Pektin ist nur warmlöslich und erhält einen eigenen Anteil in gleicher Höhe wie JBK und GUA.

Johannisbrotkernmehl

1 + 1 = 3

Guarkernmehl   Pektin

Stehen 2g JBK im Rezept, entfällt 1g auf Johannisbrotkernmehl, 1g auf Guarkernmehl und 1g auf Pektin.
Das macht die Konsistenz perfekt!

www.Eis-Abitur.de

JBK & GUA

Bei kalter und warmer Zubereitung verbessert sich die Konsistenz, wenn man den Anteil Johannisbrotkernmehl mit Guarkernmehl teilt.

Stehen 2g JBK im Rezept, entfällt 1g auf Johannisbrotkernmehl und 1g auf Guarkernmehl.

50:50

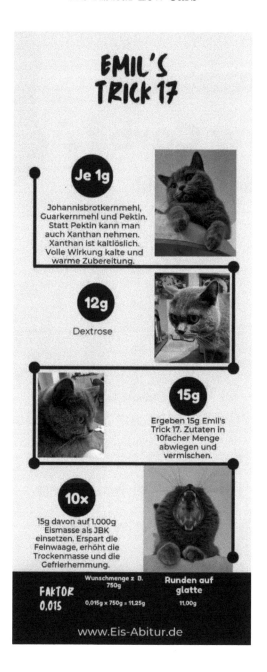

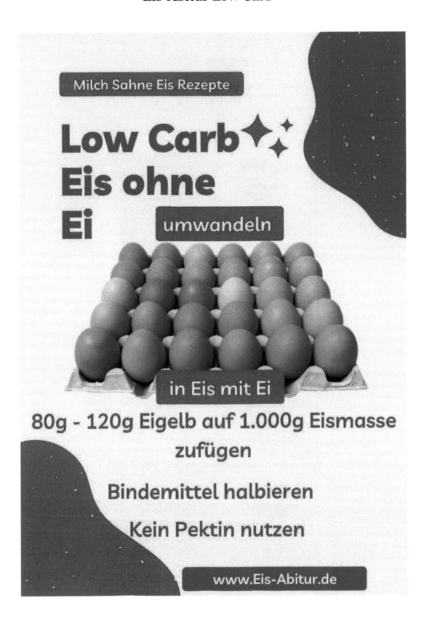

Mengen der Zutaten bezogen auf 1.000g Eismasse.

Gewürze 1g bis 10g oder mehr	Zimt 1g bis 10g	Glycerin[1] bis 20g
Xylit 1 32g	Magermilchpulver 30g	Vanille 3g
Xylit 2 60g	Joghurtpulver 20 - 40g	Salz 0,01g
Erythrit 32g	Früchte 400g bei Sorbet bis 800g	Kakao Bis 30g auf 1.000g
Inulin bis 96g	Schokolade Kuvertüre 60g bis 150g oder mehr	Eigelb Bis 150g auf 1.000g
Emil Trick 17 15g	JBK ohne Ei[2] 2g auf 1.000g	JBK mit Ei 1g auf 1.000g

[1] Wird nicht bilanziert, ist Zusatz zur Hälfte der Zeit in der Eismaschine.   [2] Spickzettel JBK, Guarkernmehl, Pektin beachten.

Eis-Abitur.de

Register

Afrikan Dream	135
After-Eight-Eis	176
Amarena-Eis Teil 1	136
Amarena-Eis Teil 2	137
Amarena-Eis Teil 3	138
Amarena-Joghurt-Eis Teil 1	217
Amarena-Joghurt-Eis Teil 2	218
Amarena-Joghurt-Eis Teil 3	219
Ananas-Eis	94
Ananas-Joghurt-Eis	220
Ananas-Mango-Südsee-Traum	96
Ananas-Quark-Eis	95
Ananas-Sorbet	97
Ananas-Südsee-Traum	158
Aprikosen-Joghurt-Eis	221
Aprikosen-Quark-Eis	165
Bacio-Eis	134
Bananen-Eis	84
Bananen-Joghurt-Eis	222
Bananen-Quark-Eis	164
Bilanzieren	198
Bindemittel	31
Black Rose	119
Blanchieren	43
Bounty-Eis	177
Brombeer-Eis	97
Brombeer-Joghurt-Eis	223
Brombeer-Quark-Eis	98
Brombeer-Sorbet	98
Buttermilch-Eis Fränkische Schweiz	109

Cheesecake-Eis 104
Cheesecake-Erdbeer-Rhabarber-Eis 105
Cheesecake-Himbeer-Eis 106
Cheesecake-Pfirsich-Himbeer-Eis 107
Cheesecake-Zitronen-Eis 108
Christstollen-Eis 181
Das Omen 132
Das Prinzip 198
Der Mpemba-Effekt 49
Die Eismaschine 46
Die Tiefkühlung 45
Eierlikör-Eis 182
Einkaufszettel 67
Eis mit Ei 184
Eisbilanz 66
Eiweiß und Öl 64
Emil Cool 212
Emil Hot 212
Emil Trick 17 213
Emil XE 213
Erdbeer-Eis 76
Erdbeer-Eis mit Ei 191
Erdbeer-Joghurt-Eis 224
Erdbeer-Mascarpone-Eis 77
Erdbeer-Quark-Eis 78
Erdbeer-Sorbet 80
Erdbeer-Südsee-Traum 79
Erdnuss-Eis 110
Erdnuss-Eis salzig 110
Erythrit 22
Feigen-Eis 112
Feigen-Portwein-Eis 113
Fertigpulver 210
Fior di Latte 111

Fior di Latte mit Ei	190
Gefrierbehälter	53
Glycerin	36
Goldene-Milch-Eis	117
Granatapfel-Sorbet	93
Grapefruit-Joghurt-Eis	225
Haltbarkeit	53
Haselnuss-Eis	115
Haselnuss-Joghurt-Eis	226
Hasen-Eis	168
Hasen-Eis mit Ei	196
Hasen-Joghurt-Eis	227
Heidelbeer-Eis	166
Heidelbeer-Joghurt-Eis	228
Heidelbeer-Quark-Eis	167
Himbeer-Eis	85
Himbeer-Eis mit Ei	192
Himbeer-Joghurt-Eis	229
Himbeer-Quark-Eis	86
Himbeer-Sorbet	87
Himbeer-Südsee Traum	87
Holunderbeer-Joghurt-Eis	230
Hygiene	52
Inhaltsverzeichnis	3
Input = Output	40
Inulin	25
Joghurt-Eis	217
Joghurt-Eis	231
Joghurtpulver	30
Johannisbeer-Eis	88
Johannisbeer-Joghurt-Eis	232
Johannisbeer-Sorbet	88
Kakaofruchtsaft-Sorbet	175
Kalte Zubereitung	55

Kirsch-Bananen-Eis	91
Kirsch-Eis	89
Kirsch-Joghurt-Eis	233
Kirsch-Quark-Eis	90
Kirsch-Sorbet	90
Kiwi-Eis	92
Kiwi-Joghurt-Eis	234
Kiwi-Quark-Eis	93
Kokos-Eis	153
Kokos-Mango-Eis	154
Kürbiskern-Eis	126
Lakritz-Eis	127
Lebkuchen-Eis	183
Limetten-Joghurt-Eis	235
Limetten-Sorbet	151
London Bridge	133
Low Carb	13
Macadamia-Eis	124
Magermilchpulver	28
Malaga-Eis mit Ei	194
Mandarinen-Joghurt-Eis	236
Mandarinen-Quark-Eis	152
Mandarinen-Sorbet	152
Mandel-Eis	125
Mango-Eis	155
Mango-Joghurt-Eis	237
Mango-Quark-Eis	156
Mango-Sorbet	157
Mango-Südsee-Traum	157
Mars-Eis	178
Milch-Eis	99
Mokka-Eis	99
Mokka-Schokoladen-Eis	100
Orangen-Eis	169

Orangen-Joghurt-Eis	238
Orangen-Quark-Eis	170
Passionsfrucht-Joghurt-Eis	239
Pfirsich-Eis	161
Pfirsich-Eis mit Ei	193
Pfirsich-Himbeer-Eis	163
Pfirsich-Joghurt-Eis	240
Pfirsich-Quark-Eis	162
Pfirsich-Sorbet	163
Pflaumen-Eis	171
Pflaumen-Joghurt-Eis	241
Pflaumen-Quark-Eis	172
Philadelphia-Ananas-Eis	139
Philadelphia-Aprikosen-Eis	140
Philadelphia-Brombeer-Eis	141
Philadelphia-Heidelbeer-Eis	142
Philadelphia-Himbeer-Eis	143
Philadelphia-Johannisbeer-Eis	144
Philadelphia-Pfirsich-Eis	145
Philadelphia-Wassermelone-Eis	146
Pina-Colada-Eis	174
Pinienkern-Eis	122
Pistazien-Eis	123
Pistazien-Joghurt-Eis	242
Quitten-Eis	147
Quitten-Joghurt-Eis	243
Register	264
Rezepte, Rezepte…	76
Rhabarber-Eis	102
Rhabarber-Joghurt-Eis	244
Rhabarber-Quark-Eis	103
Rhabarber-Sorbet	103
Rote-Grütze-Eis	148
Sanddorn-Eis	173

Sanddorn-Joghurt-Eis 246
Sanddorn-Mascarpone-Eis 173
Sauerrahm-Eis 101
Schokoladen-Eis „Eis-Abitur" 71
Schokoladen-Eis mit Ei 189
Schokoladen-Erdbeer-Eis 129
Schokoladen-Himbeer-Eis 130
Schokoladen-Sauerkirsch-Eis mit Amaretto 131
Schwarzwälder Kirsch-Eis 128
Snickers-Eis 178
Spekulatius-Eis 184
Spickzettel 250
Stachelbeer-Eis 149
Stachelbeer-Joghurt-Eis 245
Stracciatella-Eis 159
Tiramisu-Eis 160
Toffifee-Eis 179
Türkisches Honig-Mohn-Eis 120
Twix-Eis 180
Vanille-Eis 127
Vanille-Eis mit Ei 188
Verhältnisse 65
Walnuss-Honig-Joghurt-Eis 247
Walnuss-Maple-Eis mit Ahornsirup 121
Warme Zubereitung 58
Wiener Melange NL 197
Willkommen 11
Xylit 16
Zeugnisvergabe 249
Zimt-Eis 116
Zitronen-Eis 150
Zitronen-Eis mit Ei 195
Zitronen-Joghurt-Eis 248
Zitronen-Mascarpone-Eis 68

Zitronen-Quark-Eis 151
Zitronen-Sorbet 150
Zuckerersatzstoffe 15
Zutaten zufügen 207

© 2023, Frank Goebel
Herstellung und Verlag: BoD – Books on Demand, Norderstedt
ISBN: 9783753465180